AF312291

RECHERCHES

SUR

LES CAUSES

DES

MALADIES CHARBONNEUSES

DANS LES ANIMAUX;

LEURS CARACTÈRES,

LES MOYENS DE LES COMBATTRE ET DE LES PRÉVENIR.

Par F. H. GILBERT, professeur vétérinaire et membre d'agence de la commission d'Agriculture et des Arts.

IMPRIMÉ PAR ORDRE DE LA COMMISSION EXÉCUTIVE D'AGRICULTURE ET DES ARTS.

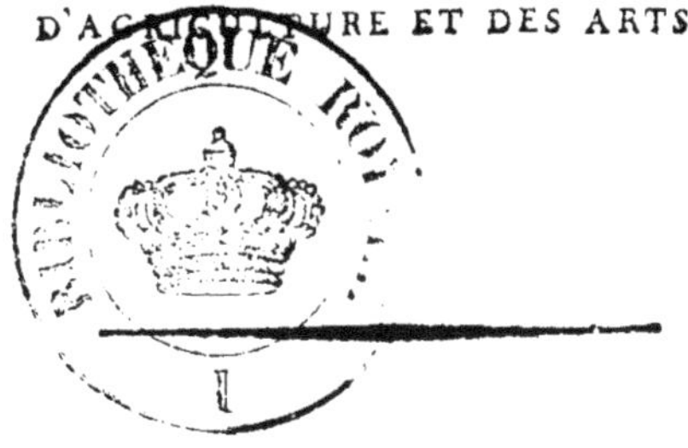

A PARIS,

DE L'IMPRIMERIE DE LA RÉPUBLIQUE.

AN III.

RECHERCHES

SUR

LES CAUSES

DES

MALADIES CHARBONNEUSES

DANS LES ANIMAUX;

LEURS CARACTÈRES,

LES MOYENS DE LES COMBATTRE ET DE LES PRÉVENIR.

Une maladie charbonneuse d'un caractère très-alarmant, vient de se déclarer sur les chevaux de quelques communes des environs de Paris. Déjà plusieurs de ces animaux, que leur rareté rend de plus en plus précieux, ont péri victimes d'un fléau qui parcourt quelquefois ses périodes avec une telle rapidité, que l'animal est mort avant qu'on ait pu lui administrer aucun secours.

Pour parvenir à la connaissance des moyens les plus propres à le combattre avec succès, et ce qui est bien plus important encore, à en prévenir le développement dans les individus qui n'en portent encore que le germe, le premier pas à faire, sans doute, doit être dirigé vers la découverte des causes qui ont pu le produire.

Les informations que j'ai prises sur les lieux, le recherches que j'ai faites en d'autres temps sur les circonstances qui avaient précédé les maladies du même

A 2

genre qui ont trop souvent dévasté les troupeaux, tout me force à rapporter cet accident aux pluies qui régnèrent constamment l'année dernière, pendant tout le temps de la récolte, dont elles altérèrent les produits, et plus particulièrement les avoines, à raison de la dangereuse pratique de les laisser long-temps sur le sol pour les faire javeler (1).

Si, comme il me le paraît démontré, c'est à l'altération des alimens par l'humidité, que doivent être attribuées et cette maladie et presque toutes celles qui, à diverses époques, ont désolé l'agriculture, il me semble d'autant plus intéressant de bien établir cette vérité, que cette année encore la majeure partie des foins se trouve détériorée par les pluies qui n'ont cessé de tomber à l'époque de la fauchaison, et que cette source trop féconde de maladies venant à agir sur des corps qu'elle y trouve déjà disposés, doit nécessairement produire les effets les plus désastreux.

Cette cause n'a point échappé à la plupart des écrivains vétérinaires, mais ils l'ont confondue avec tant d'autres, qu'elle s'y trouve en quelque sorte noyée ; ce qui prouve qu'ils n'avaient qu'une idée imparfaite de l'influence de

––––––––––––––––––––––––

(1) Jamais je n'ai pu faire croire à des cultivateurs étrangers, d'un très-grand mérite, que, dans quelques cantons de la France, des laboureurs, très-éclairés d'ailleurs, laissaient sur terre leurs avoines coupées pendant quinze jours, un mois, et même plus, pour les faire mouiller. Ils ne pouvaient voir dans cette pratique qu'un moyen de perdre beaucoup de grain et d'altérer considérablement le reste. Il y a quelques années que je fis, avec les précautions les plus rigoureuses, et contradictoirement avec le C.ⁿ *Charlemagne de Baubigny*, partisan enthousiaste du javelage, une expérience comparative sur les effets de cette pratique. Cette expérience lui démontra, sans le corriger, que l'avoine non javelée rendait plus de grain ; qu'à volume égal ce grain était plus pesant, plus net, de meilleure odeur, et que sa farine absorbait une plus grande quantité d'eau au pétrissage.

son action dans la formation et le développement des épizooties.

Comment supposer, par exemple, que des écuries, des étables, des bergeries trop étroites, trop basses, trop hermétiquement fermées, que l'usage habituel du produit des prairies artificielles, comme sainfoin, trèfle, luzerne, que les eaux bourbeuses dont s'abreuvent les animaux, soient les causes de ces maladies ; comment comprendre que des causes continuelles, et sans cesse agissantes, produisent des effets qui heureusement ne se montrent que périodiquement et à d'assez longs intervalles ; comment, dans cette hypothèse, explique-rait-on pourquoi les écuries, les étables les mieux tenues, sont souvent les premières affectées, tandis qu'on voit échapper aux atteintes de la maladie, ou leur résister, des animaux soumis à l'action de tous les vices de régime auxquels on voudrait l'attribuer !

Je ne nierai pas cependant que quelques-unes de ces circonstances ne soient capables de disposer les humeurs des animaux à recevoir le germe des maladies charbon-neuses ; mais ce ne sont là que des causes indirectes et très-accessoires.

On doit bien moins encore admettre celles auxquelles on les attribue le plus souvent dans les campagnes, et qui varient souvent d'un département, d'un district, et même d'une commune à l'autre.

Dans les départemens du Calvados, de l'Orne, de la Seine inférieure, j'ai vu attribuer les tumeurs char-bonneuses à la piqûre du *mouron*, espèce de grosse salamandre qu'on trouve communément dans les her-bages de ces départemens. Je me suis assuré que cet animal, que j'ai souvent manié, est fort doux et ne peut faire aucun mal.

A 3

C'est la musaraigne qu'on inculpe dans le département de la Somme ; or ce petit rat, assez semblable au mulot, est organisé de manière à ne pouvoir mordre les grands animaux : sa morsure n'a d'ailleurs rien de vénéneux.

Dans les départemens d'Indre et Loire, Mayenne, Mayenne et Loire, j'ai vu attribuer les tumeurs charbonneuses à la morsure du crapaud ; mais qui ne sait pas aujourd'hui que cet animal n'a aucun des moyens qu'on lui suppose pour faire le mal dont on l'accuse ; qu'il n'a ni dents, ni venin !

Dans le département de l'Indre c'est à la morsure de la couleuvre que sont dus les engorgemens charbonneux. Mais la couleuvre n'est pas plus vénéneuse que le crapaud. On en accuse aussi l'aspic qui est tout aussi innocent ; mais je me suis assuré que c'est la vipère qu'on désigne sous le nom d'aspic : or la morsure de la vipère est bien capable de produire des engorgemens considérables, mais il m'est bien démontré par les expériences de *Fontana*, et par ce que j'ai vu moi-même, que cette morsure ne peut jamais être mortelle dans les grands animaux, et qu'elle l'est beaucoup moins communément qu'on ne le pense dans les petits.

Une grosse chenille verte à laquelle on donne le nom de *vermois*, passe, dans le département de la Vienne, pour être la cause de cet accident, que dans la plupart des départemens du midi on attribue à une araignée ; d'où vient que cette maladie est connue dans le premier lieu sous le nom de *vermois* ou *vrimois* ; et dans le second, sous celui d'*araignée*, d'*areigne*. Mais *Lalande* et plusieurs autres après lui, ont prouvé que la morsure de l'araignée n'était aucunement dangereuse, et qu'on pouvait l'avaler impunément. Il en est sans doute ainsi des chenilles, et quand elles seraient venimeuses, ce que ne prouve point, comme on le croit, l'inflammation légère que leur passage laisse sur la peau, combien ne faudrait-il pas de ces insectes pour qu'ils pussent causer la mort à un bœuf dont les estomacs contiennent toujours plus de cent vingt livres d'alimens !

C'est avec tout aussi peu de fondement que l'on attribue les maladies charbonneuses à des plantes vénéneuses avalées dans les pâturages ; un homme dont tous les pas dans une carrière longue et laborieuse ont été marqués par des services rendus aux sciences et à l'humanité, *Daubenton*, a prouvé par une suite d'expériences très-bien faites, que les bestiaux ne touchaient point aux plantes qui pouvaient les incommoder ; et que si, par l'effet d'un appétit vorace, il en passait quelques - unes avec les plantes salubres, jamais elles n'étaient en assez grand nombre pour porter une altération sensible dans la santé des animaux, et sur-tout des ruminans, dont je me suis assuré que les estomacs ne se vidaient jamais entièrement lors même qu'on les laisse mourir de faim.

Cherchons donc d'autres causes aux maladies charbonneuses : de ce que certaines circonstances ont précédé certains effets, en conclure qu'elles en sont nécessairement la cause, c'est sans doute une très-mauvaise manière de raisonner. *Après cela ; donc à cause de cela*, est un argument qui, pour être assez général, n'en est pas moins très-sujet à induire en erreur. Mais s'il arrivait que les mêmes effets eussent toujours et constamment paru à la suite des mêmes circonstances, il faudrait bien se résoudre à les y rapporter comme à leur véritable cause. S'il se trouvait, par exemple, que toutes les maladies du genre de celles qui nous occupent, qui, à diverses époques, ont dévasté les troupeaux, se fussent toujours montrées après une certaine température de l'atmosphère , il faudrait bien en conclure que cette température renferme en soi les conditions nécessaires pour produire les germes de ces maladies , et en favoriser le développement : ce n'est donc qu'en comparant les circonstances qui ont accompagné ou précédé l'invasion des accidens qui nous affligent, avec celles qui , dans tous les temps , précédèrent ou accompagnèrent les mêmes maladies, que nous nous assurerons de leur véritable cause.

L'une des épizooties les plus anciennes que nous connaissions , et qui des animaux passa aux hommes qu'elle fit périr en très-grand nombre , c'est, sans contredit , la maladie putride , maligne et gangreneuse qui dévasta l'île d'Egine l'an 1215 , avant l'ère chrétienne. *Ovide* qui en a donné la description , met au nombre des causes auxquelles il l'attribue , la chaleur excessive qui succéda à une constitution très-humide , et régna pendant quatre mois.

Un fléau de la même nature exerça trois ans après ses ravages dans le camp des Grecs ; ce fut encore à la chaleur qui se montra après de longues pluies , qu'*Homère* attribua son invasion. Les traits lancés par *Apollon* sur le camp des Grecs , ne sont que l'image poëtique sous laquelle il désigne cette cause.

Plutarque rapporte à l'an 753 avant l'ère chrétienne, une sécheresse excessive qui succéda à une humidité qui ne le fut pas moins , et qui fut suivie d'une mortalité générale sur les animaux , et même sur les hommes. Les premiers expiraient presqu'aussitôt qu'ils étaient frappés ; caractère qui ne permet pas de méconnaître l'espèce de charbon auquel on a donné le nom d'*intérieur*.

Tite - Live regarde comme l'effet d'une sécheresse générale une épizootie qui , immédiatement après la prise d'Agrigente par *Marcellus* , l'an 212 avant J. C., régna dans la Sicile , et fit périr beaucoup d'hommes et d'ani-maux. Il attribue à la même cause celle qui , environ deux siècles auparavant, avait presqu'entièrement dépeu-plé l'Italie de ses animaux.

L'année 190 de l'ère chrétienne fut célèbre par un orage qui inonda la campagne de Rome , et qui fut tel que de mémoire d'homme on n'en avait vu de semblable. *Suétone* rapporte qu'à la suite de cette inondation il pa-rut une épizootie qui dévasta toutes les espèces d'animaux domestiques.

Ce fut encore une sécheresse extraordinaire qui , au rapport de *Grégoire de Tours* , donna lieu à une morta-lité générale des animaux dans la Touraine en 558 et 592.

On trouve dans la chronique Saxone, qu'en 820 il se manifesta en France une épizootie très-meurtrière après de longues pluies ; qu'une autre parut en Lorraine en 889 à la suite d'une inondation.

Il régna en 994 , après de très-longues pluies , une chaleur excessive qui se fit sentir pendant six mois ; elle fut suivie d'une épizootie qui commença ses ravages au mois de novembre , et qui bientôt devint générale dans toute l'Europe où elle fit d'horribles ravages sur les ani-maux de toute espèce.

André Duchesne rapporte dans son histoire d'Angle-terre, qu'en 1316 , sous le règne d'*Edouard II,* la cons-titution de l'air fut si humide , les pluies si abondantes , qu'elles inondèrent les campagnes et altérèrent les fruits , les grains, les herbages, ce qui occasionna une dyssenterie cruelle sur les hommes et les animaux (1).

---

(1) Au moment où je traitais une épizootie charbonneuse qui , pendant l'été et l'automne de 1793 , faisait des ravages affreux sur les animaux de toute espèce du département de l'Indre et quelques autres environnans , il regnait sur les hommes une dyssenterie épidémique , qui en fit périr un grand nombre.

En 1441, sous le règne de *Frédéric III*, il régna en Allemagne une épizootie très-désastreuse à la suite de. débordemens qui infectèrent tous les pâturages.

La même cause produisit en 1617, au rapport de *Kircher*, une esquinancie gangreneuse qui des animaux passa aux hommes qui s'étaient nourris de leur chair. C'est du moins la cause que *Kircher* assigne à cette transmigration ; mais il est bien plus probable que la même cause produisit les mêmes effets sur toutes les espèces.

Après un été très - chaud et très - sec on observa en Danemarke en 1661, au rapport de *Bertholin*, une sorte de frénésie sur les bestiaux, qui les rendait comme enragés (1).

En 1690 et 1691, il régna sur le territoire de Padoue une épizootie qui dévasta les bestiaux de toutes les espèces : les hommes, et jusqu'aux abeilles et aux vers à soie en ressentirent les effets. *Ramazzini*, médecin de Padoue, qui la traita, observe que les années 1689 et 1690 furent extrêmement pluvieuses, que les campagnes furent inondées, qu'on voyait des barques sillonner les flots dans les mêmes lieux où peu de temps auparavant on eût pu voir la charrue sillonner la terre ; que tous les végétaux furent rouillés et couverts d'insectes dont la corruption porta les fourrages de toute espèce au dernier degré de détérioration. Ce fut sur-tout en 1691 que la maladie sévit avec le plus de fureur. La constitution de cette année fut aussi sèche, aussi brûlante, que celle des deux précédentes avait été froide et pluvieuse.

La Hesse vit, en 1693, périr ses bœufs d'une péripneumonie maligne ; *Valentini* qui rapporte ce fait,

---

(1) J'ai souvent vu, en traitant le charbon, des chevaux, et sur tout des chevaux de poste, attaqués du vertige frénétique.

assure que l'hiver très-pluvieux avait été suivi d'un printemps et d'un été extrêmement chauds. Quelques chaleurs subites ayant, en 1695, succédé à un été pluvieux, on vit encore paraître une épizootie.

En 1712 il régna en Hongrie une épizootie très-meurtrière; *Gensel* qui l'observa, a remarqué qu'elle avait paru pendant les chaleurs extrêmes des mois de juin et juillet, qui avaient succédé à un débordement qui avait inondé toutes les campagnes.

L'année 1729 fut célèbre par ses pluies qui durèrent depuis le mois de septembre 1728 jusqu'en mai suivant, sans aucune interruption; elles furent suivies d'une épizootie contre laquelle échouèrent les talens de *Law* et de *Goelicke*.

Les chevaux et les bœufs du Bourbonnais et de l'Auvergne, furent en proie, en 1731, aux ravages d'une épizootie désastreuse qui ne tarda pas à se propager dans toutes les parties de la France. *Sauvages* qui l'observa en Languedoc, lui donna le nom de *glossanthrax* ou *charbon sur la langue*. On remarqua que cette année une sécheresse extraordinaire avait succédé à une humidité qui ne l'était pas moins.

L'une des épizooties qui ont laissé les plus longs et les plus tristes souvenirs, c'est, sans contredit, celle qui se montra en 1745, et qui, pendant les deux années suivantes, parcourut successivement presque toutes les parties de l'Europe. Plusieurs millions d'animaux de toute espèce, mais sur-tout de bœufs et de chevaux, tombèrent sous ses coups. On l'attribua, dans le temps, aux feuilles pourries dont on fut obligé de nourrir les animaux lors du siège de Prague, tous les fourrages ayant été enlevés par l'armée française : cause qui rentre dans celle des températures pluvieuses, dont l'effet est de couvrir les pâturages d'un limon qui les altère , ou de les imprégner d'une humidité qui ne tarde pas à les corrompre.

Quoique le foyer une fois établi à Prague ait bien pu suffire pour porter l'incendie dans toute l'Europe , je ne puis cependant m'empêcher de croire qu'il ne put produire cet effet désastreux qu'à la faveur d'une disposition préexistante tenant à la température de l'atmosphère.

Cette conjecture me paraît d'autant mieux fondée , que *Hens* qui , en 1746 , observa cette maladie à Halberstad dans la basse Saxe , remarqua que pendant le mois d'août les pâturages avaient été couverts d'eau descendue des montagnes voisines , qui avait laissé sur les plantes un dépôt limoneux.

En 1757 *Audouin de Chaignebrun* traita une épizootie qui s'étendit sur environ soixante paroisses de la Brie , et attaqua toutes les espèces d'animaux sans aucune distinction , et l'homme même par communication. Les cerfs de la forêt de Crécy en furent les premières victimes. Tous les caractères que *Chaignebrun* assigne à cette maladie ne permettent pas de douter qu'elle ne fût charbonneuse : il observe que le printemps de 1757 avait été très-pluvieux , les chaleurs de l'été suivant subites et excessives ; que le foin et l'avoine de 1756 avaient été altérés par l'humidité.

Une épizootie absolument semblable à cette dernière se montra en Finlande en 1758 ; *Hartmann* qui l'observa, l'attribue aux chaleurs violentes de deux étés consécutifs : il remarqua que la maladie fit beaucoup plus de ravages et se communiquait bien plus rapidement dans les lieux où les eaux stagnaient, et où les plantes étaient chargées de limon, d'insectes morts ou pourris. J'ai eu souvent occasion de faire la même remarque.

La paroisse de Mézieux , dans la ci-devant province

de Dauphiné, ressentit en 1762 les effets d'une esquinancie gangreneuse, qui fit périr une grande quantité de
bœufs, de vaches, de chevaux, de mulets; les chaleurs
excessives et le desséchement subit des terrains inondés
furent regardés comme la cause de ce fléau.

Dans les premiers jours de mai 1763, il se déclara
dans les environs de Brouage, de la ci-devant généralité
de la Rochelle, une maladie qui attaqua toutes les
espèces d'animaux, et qui ne se termina que vers la
fin de l'automne. La description qu'en donna le docteur
Nicolau, ne permet pas de méconnaître une maladie
charbonneuse de la même nature que celle qui se montre,
depuis quelques jours, dans les environs de Paris.
Nicolau observe que l'année 1782 avait été très-
pluvieuse; que toutes les prairies de ce canton avaient
été inondées; qu'une grande partie des foins resta dans
les prés; que ceux qui furent serrés, se corrompirent; que
les fruits d'été et d'automne manquèrent absolument.

L'année 1790 est encore une année malheureusement
célèbre par des épizooties désastreuses; celle qui se
montra dans les Provinces-Unies, y fit périr plus de
soixante mille bêtes à cornes. Elle ne tarda pas à gagner
la Flandre, où elle exerça d'affreux ravages. L'école
vétérinaire de Charenton qui la combattit et l'arrêta,
tout en avouant sagement que la cause ne lui en était pas
connue, soupçonna cependant la température de l'athmos-
phère, qui fut constamment humide et pluvieuse; ce qui
donna lieu à des dépôts d'eau qui croupirent sur la terre,
se putréfièrent, et exhalèrent, en se desséchant, des
vapeurs fétides et empoisonnées.

Peu d'épizooties sont faites pour laisser de plus longs,
de plus cruels souvenirs que celle qui dévasta les provinces méridionales en 1774 et 1775. On n'en a jamais

bien connu la cause ; mais l'opinion la plus générale, est qu'elle fut apportée à Bayonne avec des cuirs verts qui venaient de la Zélande hollandaise, où avait régné une maladie semblable à la suite d'inondations.

La Beauce fut en proie, dans le courant de 1776, aux ravages d'une épizootie charbonneuse, qui attaqua toutes les espèces d'animaux. Le citoyen *Barrier*, qui la combattit avec un succès qui lui valut les éloges les plus flatteurs de *Turgot* qui alors gouvernait les finances avec des principes qu'il n'avait point empruntés de ses prédécesseurs, et qu'il ne légua point à ses successeurs ; *Barrier* reconnut pour cause de cette maladie, la sécheresse qui mit à sec tous les terrains couverts d'eau, et torréfia, en quelque sorte, tous les pâturages.

L'année 1780 fut remarquable par ses pluies abondantes et la chaleur brulante qui leur succéda sans transition. Cette année fut féconde en épizooties : un vétérinaire qui commençait à jeter les fondemens de la réputation méritée qu'il s'est faite depuis, *Huzard*, eut à combattre une maladie charbonneuse qui emportait les poules-d'inde et les autres volailles de l'hôpital des enfans-trouvés. La cause de cette maladie se trouvait dans le grain altéré par l'humidité dont elles étaient nourries.

Les bêtes à cornes et les chevaux n'échappèrent point à l'action de cette même cause ; le charbon affecta les troupeaux de Puicolet et Montmirail, et fut arrêté par le vétérinaire *Lauzerat*. *Habert* combattit avec succès la même maladie dans un grand nombre de communes de la généralité de Bourges : *Mayeux*, à Maubert-Fontaine, dans la province de Champagne ; *Flaubert*, à Villeguy, de la même généralité ; *Marillier*, dans les marais de Saint-Michel en l'Herme ; *Richard*, à Fontainebleau ; *Bigot* et *Frédenzi*, sur le territoire de Mantoue.

Peu d'années ont été plus constamment pluvieuses que 1792. Aussi dès la fin de cette année vit-on le charbon se manifester en divers endroits de la France. Un des vétérinaires les plus éclairés qui soient sortis des écoles, le citoyen *Dorfeuille*, la traita dans le département de Lot et Garonne : il observe, dans une instruction très-bonne sur cette maladie, qu'elle est endémique dans quelques communes de ce département, dont les pâturages sont traversés par deux gros ruisseaux dont les bords, mal entretenus, sont souvent surmontés par les eaux qui submergent tous les terrains environnans.

Les chaleurs excessives et subites de l'été de 1793, vinrent développer les germes de corruption qu'avaient portés dans les animaux les fourrages vasés, humides, moisis, récoltés en 1792. Dès l'apparition des premières chaleurs, on vit éclore des maladies charbonneuses dans les départemens de la Nièvre, des haut et bas Rhin, de la haute Vienne, de l'Indre, et dans plusieurs départemens du Midi : le citoyen *Godine*, qui traita avec beaucoup de succès cette maladie dans les districts de Bélac et de Saint-Junien, et qui a publié un rapport très-bien fait de ses opérations, observe que les animaux sur lesquels la maladie se montra d'abord, et qui périrent presque tous, avaient été nourris pendant tout l'hiver avec des fourrages vasés, rouillés, et de la plus mauvaise qualité; ce qui me fut confirmé dans le temps par le citoyen *Lacroix*, artiste vétérinaire de Poitiers, qui, après avoir combattu cette maladie, indiqua, dans un bon mémoire, le traitement le plus propre à en triompher.

J'ai eu cent occasions de faire la même observation dans le district d'Argenton, du département de l'Indre, où j'allai combattre cette épizootie qui y exerçait des ravages affreux, attaquait tous les animaux sans aucune distinction , faisait périr les dix-neuf vingtièmes de ceux qu'elle affectait , et se communiquait aux hommes par la seule piqûre des mouches qui avaient pompé le sang des cadavres.

Je m'assurai que tous les animaux dans lesquels elle se déclarait spontanément, avaient été nourris de fourrages vasés , moisis, corrompus ; je m'attachai à reconnaître les signes auxquels on pouvait reconnaître qu'un animal avait mangé de ces fourrages ; j'y réussis au point que , souvent dans une étable de vingt à vingt-cinq bêtes à cornes , toutes parfaitement saines en apparence , j'indiquais un bœuf, une vache qui avaient été achetés dans une ferme dont le foin avait été altéré par les pluies ; et ce n'est qu'en faisant connaître aux propriétaires de ces bestiaux les caractères qui déterminaient mon jugement , que je parvenais à leur persuader qu'on pouvait faire cette distinction sans être sorcier (1).

Sur plusieurs milliers d'animaux affectés de cette maladie que je traitai , je ne crois pas qu'il en soit mort dix ; et il en serait mort bien moins encore , si, dans un foyer fort étendu , il ne m'eût pas été impossible de porter toujours les secours assez tôt. Je fus puissamment secondé par les talens du citoyen *Guyot ,* artiste vétérinaire à Châtillon-sur-Indre , dont le désintéressement ne me paraît pas moins propre à servir de modèle aux artistes vétérinaires , que son infatigable activité.

Si aux faits nombreux que je viens de rapporter , et qui le seraient bien plus encore , si tous ceux qui ont écrit sur les maladies épizootiques avaient moins négligé

---

(1) Je ferai plus bas l'exposé de ces caractères , qui servent merveilleusement à distinguer les animaux qu'il convient de soumettre à un traitement préservatif, de ceux qui peuvent s'en passer,

de parler des circonstances qui en avaient précédé l'invasion ; si , à ces faits , on ajoute que l'Égypte , la Hongrie , et généralement les pays les plus sujets aux inondations et aux chaleurs qui les suivent , sont les foyers les plus ordinaires des maladies épidémiques et épizootiques , on ne pourra s'empêcher de reconnaître ces inondations pour la cause première , et peut-être même la cause unique de ces fléaux désastreux.

On a pu remarquer parmi les observations que j'ai rapportées , des maladies charbonneuses et autres épizooties qui se sont montrées après des sécheresses excessives qu'on ne dit point avoir été précédées par des pluies abondantes : mais pour peu qu'on y réfléchisse , on reconnaîtra que des sécheresses extraordinaires , en mettant à sec des terrains habituellement inondés , doivent produire le même effet que si elles succédaient à des inondations accidentelles.

C'est donc à cette cause qu'on doit rapporter la maladie charbonneuse qui , en ce moment , affecte les chevaux de plusieurs communes du district de Gonesse ; et il doit y avoir d'autant moins de doute à cet égard , qu'on n'a pas oublié combien de grains furent altérés l'année dernière , par les pluies qui survinrent à l'époque de la récolte ; et que le citoyen *Boulanger* , cultivateur à Vemars , le premier chez qui la maladie s'est manifestée , et qui a perdu la plus grande partie de ses chevaux , m'a avoué que l'avoine dont il les avait nourris, était très-échauffée.

Si quelque chose a pu empêcher que l'on ne reconnût toute l'influence que me paraît avoir cette cause sur les épizooties en général , et particulièrement sur celles du genre charbonneux , c'est sans doute la lenteur avec laquelle elle semble exercer son action. Il n'est pas rare qu'elle soit suspendue pendant une année entière et même plus, ou plutôt qu'elle le paraisse ; car il est hors de doute qu'elle imprime sur l'animal des caractères qui ne frappent point le cultivateur, mais que des yeux exercés peuvent aisément apercevoir. Ce sont sur-tout ces signes précurseurs qu'il est important de connaître, c'est par eux aussi que je commencerai ; leur exposé sera suivi de celui des symptômes qui accompagnent et suivent l'invasion : les altérations, les désordres intérieurs reconnus à l'ouverture des cadavres viendront ensuite, et me conduiront à ce qui doit être l'objet principal de ces recherches, à l'examen des moyens les plus propres à étouffer le germe de cette maladie, avant et après son développement.

Caractères précurseurs des Maladies charbonneuses.

LE plus grand nombre des animaux que j'ai vus affectés du charbon, l'étaient depuis plus ou moins long-temps, d'une toux suffoquante, dans les accès de laquelle ils jetaient, par les narines, une humeur glaireuse.

La plupart avaient plus d'embonpoint que les autres, mais cet embonpoint n'avait pas les caractères que présente celui qui est le produit de la santé. Dans celui-ci le poil est doux, uni, brillant ; dans celui-là il est dur, sec, hérissé. Dans le premier, la peau est fine, souple, moëlleuse, bien détachée ; dans le second, elle est épaisse et tellement adhérente aux chairs, qu'on ne peut l'en détacher que très-difficilement. Elle fait entendre sous la main qui la saisit, la double et la roule, un bruit semblable à celui du parchemin qu'on comprime et froisse entre les doigts.

Si l'on coule la main le long de l'épine du dos en pressant un peu fortement, l'animal ainsi palpé témoigne une sensibilité si grande, que pour peu qu'on continue la pression, on le fait tomber sur ses genoux. Et cette sensibilité m'a toujours paru d'autant plus grande, que l'animal jouissait d'un embonpoint plus brillant.

Ce caractère, que je regarde comme un des plus sûrs pour reconnaître l'existence d'une maladie funeste dans des individus dont toutes les fonctions semblent annoncer l'intégrité de la santé, se rencontre cependant aussi quelquefois dans des animaux qui jouissent réellement de cet heureux état, et sur-tout dans les jeunes dont l'épine n'a pas encore acquis toute sa force. Mais il est à cet égard une différence très-sensible, qu'il est facile et sans doute très-important de remarquer. Dans les jeunes animaux, et dans ceux plus âgés, également sains, dont l'épine ne laisse pas que de fléchir à la plus légère compression, la sensibilité réside dans tous les points de l'épine dorsale, en sorte que la flexion a lieu, sur quelque partie du dos que se porte la main. Il en est bien autrement des animaux dans lesquels cette sensibilité est le produit d'un état maladif. Elle ne réside que dans une seule partie ou dans un petit nombre de points de l'épine, ce qu'on reconnaît très-aisément en faisant couler la main ou seulement deux doigts sur toute sa longueur. Lorsqu'ils passent sur les points douloureux, la flexion s'opère sur-le-champ, et si on les comprime un peu fort, l'animal se laisse souvent tomber pour se soustraire à la douleur.

J'ai remarqué encore que ces points douloureux présentent, à la main qui les palpe, un degré de chaleur bien supérieur à celle de tous les autres points de l'épine dorsale.

Il n'est pas rare que, quelque temps avant l'invasion, on reconnaisse sous la peau de petites tumeurs aplaties, et souvent assez multipliées pour offrir une surface raboteuse à la main qui la parcourt.

Il est une autre remarque que j'ai eu occasion de faire un grand nombre de fois en 1793, dans le département de l'Indre ; c'est que les bestiaux, dans lesquels existe le germe de la maladie, éprouvent des espèces de terreurs paniques qu'on ne leur connaissait point auparavant ; le moindre objet qu'ils aperçoivent, leur ombre même, leur causent des frayeurs qui les font courir comme s'ils étaient égarés.

Ce caractère au reste n'est pas particulier aux maladies charbonneuses ; il a été observé dans les épizooties les plus désastreuses qui aient ravagé la terre : il le fut par *Lancisi*, dans l'épizootie de 1711, qui dans l'espace d'environ cinq mois enleva plus de trente mille bêtes à cornes dans le seul État ecclésiastique ; il le fut par *Sauvages* dans celle de 1745, qui, dans le cours d'à-peu-près dix années qu'elle mit à parcourir toute l'Europe, la dépeupla presque entièrement de ses bestiaux.

Quoique le charbon puisse se montrer sur toutes les parties du corps, il affecte cependant de préférence les parties précordiales, telles que l'encolure, le poitrail, les épaules ; ce sont celles aussi qu'il importe d'inspecter avec le plus de soin. Sur les points qui doivent être le siége des tumeurs charbonneuses, on voit, quelques jours avant leur éruption, le poil se hérisser ; on peut même juger jusqu'à un certain point, par l'étendue de ce hérissement, de celle qu'occupera la tumeur.

Le nez du bœuf est, comme on sait, toujours couvert d'une rosée séreuse ; cette rosée diminue quelques jours avant que la maladie ne se déclare, et quelquefois même elle se supprime entièrement. On voit aussi moins souvent le bœuf engager sa langue dans ses narines pour se moucher ; ce qui prouve que l'humeur qui arrose continuellement la membrane pituitaire, est aussi moins abondante : mais ces derniers caractères sont pour l'ordinaire si voisins de l'époque de l'invasion, qu'ils lui appartiennent presqu'autant qu'à celle qui la précède.

Caractères qui accompagnent et suivent l'invasion des Maladies charbonneuses.

IL n'est presque aucun de ces caractères qui n'ait été observé par les praticiens éclairés qui ont écrit sur ces maladies, mais les divisions et subdivisions qu'ils ont faites des maladies charbonneuses, au lieu de jeter plus de jour sur leur diagnostic, comme ç'a été sans doute leur intention, me paraissent au contraire l'avoir beaucoup obscurci. Ils ont distribué le charbon en presque autant d'espèces qu'il présente de symptômes différens dans les divers individus qu'il attaque. Selon que la fièvre qui accompagne l'éruption est plus ou moins violente, que les tumeurs sont ou ne sont pas accompagnées d'autres symptômes alarmans, qu'elles se montrent à l'extérieur ou se forment sur les viscères, qu'elles sont grosses ou petites, rondes ou plates, étendues ou circonscrites, saillantes ou superficielles, situées sur une partie ou sur une autre, on a distingué le charbon en *simple* et en *composé*, en *bénin* et en *malin*, en *contagieux* et *non contagieux*, en *interne* et en *externe*, en *essentiel* et en *symptomatique*, en *phlegmoneux* et en *œdémateux*, en *charbon blanc* et en *charbon noir*, en charbon de la langue ou *glossanthrax*, charbon du poitrail ou *avant-cœur*, *anti-cœur*, charbon des cuisses, *noir cuisse*, *rouge cuisse*, *trousse - galant*, charbon des pieds, *piétain*, &c. &c.

J'ai vu toutes ces prétendues espèces de charbon régner dans le même temps, dans un foyer assez borné ; toutes étaient le produit de la même cause, et je me suis bien

assuré que toutes n'étaient elles-mêmes que les symptômes d'une fièvre putride gangreneuse, dont les caractères
offraient des modifications différentes à raison des dispositions qu'elle trouvait dans les divers individus qu'elle
affectait : il m'a paru que c'était fort mal-à-propos qu'on
donnait indistinctement le nom de *charbon* aux tumeurs
qui se montraient à l'extérieur. Si quelques-unes avaient
ce caractère, il manquait dans le plus grand nombre ; la
plupart étaient œdémateuses ; les bubons m'ont aussi paru
beaucoup plus communs que les charbons : mais dans ces
éruptions, quel qu'ait pu être leur caractère, bien loin
d'apercevoir la maladie, je n'ai vu au contraire que le
produit d'une crise plus ou moins salutaire, que l'effet
des efforts de la nature pour se débarrasser d'une humeur délétère qui l'opprime. Lorsque la nature a assez
de force, d'énergie pour pousser au-dehors la totalité de
cette humeur, la crise est ordinairement salutaire ; si elle
en a moins, on voit souvent, après un effort imparfait,
la tumeur rentrer et l'animal périr : en a-t-elle moins
encore ! l'humeur reste déposée sur quelque viscère, et
l'animal meurt sans qu'on aperçoive aucune éruption à
l'extérieur.

De ce que les individus les plus forts, les plus robustes,
sont souvent ceux dans lesquels ces sortes de crises
s'effectuent le plus imparfaitement, ou ne s'effectuent
point du tout, il n'en faut pas conclure que l'éruption
des tumeurs ne peut être l'effet des efforts de la nature :
car bien loin que ses efforts, son énergie, soient en
raison de la force de l'organisation, elle est au contraire
le plus souvent en raison inverse ; et l'on a remarqué
dans toutes les maladies épidémiques, que les sujets les
plus faibles étaient presque toujours ceux qui se défendaient avec le plus d'avantage contre leurs atteintes.

Si l'on voit souvent après l'éruption d'une tumeur l'animal boire, manger, reprendre sa gaieté, n'éprouver aucun mouvement de fièvre, ce n'est pas une raison pour regarder cette tumeur comme la maladie essentielle; ce n'est qu'un symptôme qu'il ne faut pas négliger sans doute; ce n'est que le produit d'une crise qu'il faut favoriser : on peut bien dans la pratique ne plus s'attacher qu'à la terminaison de cette tumeur; mais il n'en est pas moins vrai, que bien loin d'être la maladie, elle est le moyen dont s'est servi la nature pour en triompher.

On sent bien que tous les caractères que nous avons indiqués comme précurseurs de l'invasion, prennent à cette époque, et après elle, bien plus d'intensité ; que la peau est plus dure, plus adhérente, plus crépitante ; le poil plus sec, plus hérissé ; le nez moins humide ; la sérosité qui découle par les nazeaux, plus rare ou entièrement supprimée.

L'animal est triste, dégoûté ; la rumination devient plus rare, et est bientôt entièrement interrompue ; les oreilles et les cornes sont alternativement froides et brûlantes ; le pouls est petit, dur, concentré, accéléré; toutes les parties du corps éprouvent un frisson considérable; les yeux sont rouges, enflammés, larmoyans ; les dents se froissent les unes contre les autres, et produisent un craquement qu'on entend à une assez grande distance; les tumeurs qui se montrent sur différentes parties du corps, paraissent *dans la bouche* sous la forme de petites vessies qui ne tardant pas à s'ouvrir, laissent échapper une humeur extrêmement corrosive qui détruit toutes les parties sur lesquelles elle s'épanche, et produit des ulcères dont les progrès sont effrayans si l'on ne s'empresse de les arrêter ; sur *la surface du corps*, sous la forme de vrais *charbons* dont la gangrene s'empare presqu'aussitôt qu'ils sont formés , et dont le caractère propre et particulier est de ne pouvoir être amenés à une suppuration louable ; ou de *bubons* qui ont leur siége le plus ordinaire dans les glandes des aisselles et des aînes, et qui acquièrent en quelques heures un volume énorme si l'on ne se hâte de les ouvrir et de les brûler ; ou enfin de *tumeurs lymphatiques, amphysématiques* qui s'étendent sous la peau avec une telle rapidité qu'elles n'ont souvent besoin que de fort peu de temps pour la soulever dans toute son étendue.

Il n'est pas rare que la maladie se termine par des diarrhées colliquatives, quelquefois séreuses, d'autres fois sanguinolentes , qui exhalent une odeur putride et d'une extrème fétidité.

Ce qui me paraît distinguer sur-tout cette maladie de toutes celles avec lesquelles elle peut avoir quelque analogie , c'est la facilité avec laquelle elle passe d'une espèce à l'autre ; c'est une vérité qu'il est d'autant plus important d'établir, qu'il est peu d'années que son ignorance ou son oubli ne coûtent la vie à plusieurs hommes et à un très - grand nombre d'animaux : mais je dois exposer d'abord l'état des viscères dans les animaux qui succombent sous ses coups, d'autant plus que la nature des altérations qu'elle produit , jettera un grand jour sur l'article de la contagion.

Altérations intérieures.

Tous les viscères , et ceux de la poitrine sur-tout, offrent des traces d'un état gangreneux ; le sang dont ils sont gorgés est noir , putréfié , sans liaison , sans consistance. Gorgée de ce sang corrompu la rate offre presque toujours un volume très-considérable, et si peu d'adhérence entre ses parties , qu'elle tombe en quelque sorte en morceaux sous la main qui la touche. Sous la peau et dans les interstices des muscles on aperçoit un épanchement d'une humeur jaunâtre quelquefois lymphatique, quelquefois sanguinolente. Dans les cadavres des animaux qui sont morts subitement et sans éruption de tumeurs extérieures, on en trouve de très-noires dans le mésentère, dans le foie, la rate et plusieurs autres viscères; le cerveau, le cœur et les poumons sont aussi assez souvent parsemés de petites taches noires et charbonnées.

De la contagion de la Fièvre putride gangreneuse.

J'AI vu beaucoup d'hommes, d'ailleurs très-instruits, refuser de croire à la contagion, et regarder comme le produit d'une cause générale la rapidité avec laquelle certaines maladies semblent se propager sur tous les animaux de la même étable, de la même commune, du même canton. Quelques individus restés intacts et comme invulnérables dans le foyer même de la contagion, les confirment dans cette opinion.

Je n'en connais point dont les conséquences soient plus funestes ; elle inspire une sécurité qui trop souvent a laissé envahir des pays immenses par des maladies qu'avec quelques précautions on aurait pu éteindre dans le lieu même où elles avaient pris naissance.

Personne n'est plus disposé que moi à reconnaître dans les maladies générales les effets d'une cause générale aussi ; mais qui sait si, dans le plus grand nombre d'individus, cette cause ne resterait pas inactive si elle n'était développée par un virus communiqué de la même manière que la petite vérole se développe par l'introduction dans le sang de quelques parcelles du virus varioleux !

C'est à un seul bœuf amené de Hongrie à Padoue

qu'on attribua, en 1711, la maladie qui dans l'espace de trois ans fit périr plus de quinze mille bœufs.

On a prétendu que ce fut encore un seul bœuf qui, en 1745, communiqua l'épizootie qui dans le cours de dix ans emporta trois millions de bêtes à cornes.

C'est à un cuir apporté de la Zélande hollandaise à Bayonne, qu'a été attribuée la maladie qui dévasta les provinces méridionales en 1774 et 1775.

J'ignore jusqu'à quel point ces faits sont exacts, mais je suis certain du moins qu'ils sont possibles, et c'est bien assez sans doute pour qu'on ne doive négliger aucune des précautions propres à prévenir les dangers de la communication.

Après la petite vérole des moutons, à laquelle on donne les noms de *claveau*, *clavelée*, *picote*, je ne sais aucune maladie des animaux aussi contagieuse que la fièvre putride gangreneuse. Je ne connais pas une seule espèce qui soit à l'abri de ses atteintes, et elle passe avec une extrême facilité de l'une à l'autre : elle ne règne presque jamais qu'elle ne coûte la vie à quelques hommes cupides ou imprudens qui la contractent, soit en enlevant la peau, soit en introduisant le bras dans le fondement des animaux pour les vider.

Lorsqu'en 1793 j'arrivai dans le district d'Argenton pour y combattre cette maladie, déjà un assez grand nombre de citoyens avait été affecté de véritables charbons, et plusieurs en étaient morts. J'eus la satisfaction de sauver tous ceux qui eurent quelque confiance à mes conseils (1). Le seul séjour sur ma main, pendant moins

-----

(1) J'ai vu des malheureux s'obstiner à ne faire usage d'autre traitement que des ablutions avec de l'eau bénite, et mourir victimes de leur fanatique credulité. Je leur demandais s'ils s'en rapporteraient à la Providence, s'ils

d'un quart d'heure , d'une goutte de sang qui avait passé à travers la couture du gant dont je me servais pour faire l'ouverture d'un bœuf mort de la maladie , suffit pour produire un petit ulcère que je n'arrêtai sur-le-champ qu'en le brûlant très-profondément avec un fer rouge. Le cheval que je montais fut aussi attaqué , malgré mes précautions de ne le laisser toucher immédiatement à aucun animal malade , et fut guéri de la même manière.

J'ai vu une truie et huit jeunes cochons périr presque tous à la fois, pour avoir flairé les traces sanglantes du cadavre d'une vache que je faisais traîner dans le lieu où elle devait être enfouie. Des poules , des dindons , des canards , et jusqu'à des merles et des étourneaux, sont morts après avoir becqueté du sang d'animaux affectés de cette maladie.

Dans une métairie appartenant au citoyen *Godeau ,* maître de forges d'Ablon , le colon ayant perdu quelques bœufs , s'avisa , pour arrêter la maladie , d'en enterrer un dans l'étable. Le bœuf placé immédiatement sur la fosse, et les deux bœufs les plus voisins, ne tardèrent pas à être affectés ; je ne pus désinfecter cette étable qu'en faisant enlever le peu de terre qui couvrait ce bœuf, en y faisant éteindre une assez grande quantité de chaux vive, et faisant élever sur l'animal un monticule de terre assez considérable pour ne laisser échapper aucunes émanations putrides. On sent bien que l'exhumation eût été le moyen le plus sûr; mais la décomposition étant très-avancée, cette opération eût pu produire de bien plus grands maux encore que ceux auxquels je voulais remédier (1).

---

avaient un bras ou une jambe cassée ! ils avouaient qu'ils auraient alors recours à l'art ; mais ils ne pouvaient comprendre qu'il dût en être ainsi pour le charbon.

(1) Ce n'est pas malheureusement dans ce pays seulement que règne

Un cultivateur de Saint-Benoît-du-Sault, district d'Argenton, après avoir perdu ses bœufs de la maladie, les avait remplacés par d'autres qu'il avait tirés d'un domaine éloigné de plus de vingt lieues où la maladie n'avait point régné. Au bout de quinze jours de séjour dans la même étable, ces bœufs furent attaqués et ne durent leur conservation qu'au secours que je leur donnai sur-le-champ.

Rien ne contribue autant à la dissémination de ces sortes de maladies, que le peu de profondeur qu'on donne aux fosses dans lesquelles on enfouit les cadavres. Les chiens, les loups, les ours viennent les déterrer, périssent presque toujours infailliblement, mais le plus souvent après avoir communiqué la maladie à d'autres animaux, et l'avoir quelquefois portée à de très-grandes distances. J'ai vu périr le même jour, du charbon, deux ours et un loup auxquels on avait donné de la chair d'un cheval mort de la même maladie. Après m'être assuré que de la chair d'un bœuf avait donné la mort à plusieurs chiens, je voulus savoir si la cuisson ne lui enleverait pas cette propriété délétère ; le chien auquel je donnai cette

---

l'opinion funeste que, pour arrêter ce fléau, il faut enterrer les cadavres dans l'étable, l'écurie, ou la bergerie ; on la trouve par tout où il y a des maiges, des charlatans ; et où n'y en a-t-il pas ! Il y a quelques années que j'ai vu, dans la commune de Maisons, près Charenton, un fermier perdre tous les chevaux d'une écurie dans laquelle il avait ainsi enterré un cadavre, par les conseils d'un guérisseur à secrets. Ce qu'il y a de singulier, c'est qu'une opinion aussi absurde ait sa source dans la plus haute antiquité. *Dolus Mendesius,* l'un des plus anciens auteurs agronomiques qu'on connaisse, Égyptien d'origine, donne, au rapport de Columelle, le conseil de tuer la première brebis attaquée du feu sacré, et de l'enterrer à l'entrée de la bergerie, afin d'en écarter la contagion. Il est bien étonnant et bien honteux en même temps pour la pauvre humanité, qu'une pratique aussi désastreuse soit parvenue jusques à nous à travers tant de siècles.

viande cuite n'en fut point affecté ; mais cette expérience unique ne suffit pas pour rassurer sur le danger de manger les animaux morts de cette maladie, puisque j'ai vu aussi, quoique rarement, des chiens rester intacts après s'être nourris de la chair crue d'animaux morts du charbon. Je me propose de répéter cette expérience sur un plus grand nombre d'individus, et j'invite tous ceux qui sont à portée de le faire, de s'occuper de ces essais, dont les résultats, quels qu'ils soient, ne peuvent être que de la plus grande importance.

J'ai vu un cheval attaqué d'une tumeur charbonneuse sur la hanche, quelques heures après avoir porté en croupe une peau fraîche de bœuf, engagée dans un sac.

Cette maladie a été trop souvent funeste aux artistes vétérinaires chargés de la combattre. Il y a quelques années que l'un d'eux, le citoyen *Perret*, établi à Angers, ayant eu le malheur de se couper en faisant une ouverture, fut attaqué d'un charbon si malin, qu'il résista à tous les secours de l'art, et emporta le malade en vingt-quatre heures.

Il serait superflu, sans doute, d'accumuler un plus grand nombre de faits, pour prouver une vérité qui ne peut être contestée que par ceux qui s'obstinent à fermer les yeux à la lumière ; j'ajouterai seulement à ce tableau une observation rapportée par *Hartmann*, et d'après lui par *Paulet*, celui de tous les auteurs vétérinaires qui me paraît avoir écrit les choses les plus raisonnables sur les épizooties ; cette observation offrant les caractères les plus propres à triompher de l'incrédulité la plus obstinée.

Un malheureux paysan d'une paroisse du territoire de Wibourg, trouve un ours qui était mort, après s'être gorgé de la chair d'un bœuf mort du charbon qu'il avait déterré ; il dépouille cet ours, porte la peau chez lui, tombe malade, et meurt le lendemain. Les magistrats de Wibourg, instruits de cet accident, donnent l'ordre de faire brûler cette peau ; mais le curé, qui n'avait trouvé autre chose pour se payer de son enterrement, et qui, comme tous ses confrères, ne voulait pas perdre ses droits, refuse d'obéir à cet ordre ; il fait préparer la peau par un paysan, qui meurt dans les vingt-quatre heures, ainsi que deux hommes par qui il s'était fait aider. Nouvel ordre des magistrats de brûler la peau, la maison dans laquelle elle avait été préparée, et jusqu'au presbytère, si cela était jugé nécessaire. Comment peut-on croire, s'écrie le curé, furieux de voir échapper sa proie, comment peut-on croire que cette peau soit capable de donner la mort ! en même temps il s'en frotte les mains, la flaire, tombe malade, et meurt bientôt après.

Traitement préservatif.

D'APRÈS l'exposé des causes et des caractères de la fièvre putride gangreneuse, il est facile de sentir que le traitement préservatif doit porter sur trois points également essentiels ;

1.° Écarter des animaux la cause la plus générale, si elle n'est pas la seule de cette maladie ;

2.° En prévenir le développement, lorsqu'il n'a pas été possible de l'éloigner ;

3.° Préserver les animaux des dangers de la communication.

On remplira la première indication, en écartant ses bestiaux de tous les pâturages vasés, rouillés, chargés d'insectes, ou à la suite d'une inondation accidentelle, ou par l'effet d'un desséchement extraordinaire, en ne donnant aux animaux que des fourrages sains, et ne perdant jamais de vue qu'il y a infiniment plus d'avantage à ne leur donner que la moitié de la ration ordinaire en fourrage de bonne qualité, qu'à la doubler lorsqu'il porte quelque principe de corruption ; et c'est malheureusement le contraire qui se pratique chaque jour ; autant on est avare des fourrages salubres et substantiels, autant on est prodigue des fourrages altérés. J'ai vu même beaucoup de cultivateurs entendre assez mal leurs intérêts, pour vendre tout ce qu'ils avaient de bons fourrages, et garder pour la consommation de leurs animaux, des foins naturellement mauvais, ou accidentellement détériorés.

On la remplira sur-tout en bannissant pour jamais la funeste pratique de laisser les avoines sur la terre, après les avoir coupées, jusqu'à ce qu'elles aient mouillé ; des expériences faites avec soin, et que j'invite tous les cultivateurs zélés à recommencer, m'ayant convaincu qu'on perdait par cette méthode, et sur la quantité, et sur la qualité, et sur le poids du grain. Je ne connais point en France d'avoines comparables à celles de nos départemens de l'Ouest ; on aurait certainement plus de peine encore à déterminer les cultivateurs de ces départemens à javeler leurs avoines, qu'à désabuser ceux des départemens qui entourent Paris, de cette méthode dangereuse.

C'est sur-tout à la paille que le javelage est funeste ; il lui donne une couleur rouge, brune, assez souvent même tout-à-fait noire, et une odeur repoussante ; les animaux la mangent cependant, parce que la faim triomphe de la répugnance, qu'affaiblit d'ailleurs bientôt l'habitude.

Je sais fort bien qu'on n'est pas toujours le maître d'éviter ces inconvéniens ; que les pluies qui surviennent quelquefois à l'époque des récoltes, altèrent et les foins et les avoines, et qu'on est bien obligé alors de les faire consommer tels qu'ils sont , sous peine de voir ses animaux mourir de faim.

Si , dans ce cas , il est impossible de les soustraire entièrement au danger qui les menace , il est possible au moins de l'affaiblir. On y parvient , en ne donnant jamais de fourrage aux animaux qu'après l'avoir bien secoué ; en l'aspergeant d'eau , dans laquelle on a fait dissoudre du sel marin à raison d'environ une once par pinte ; ce qui , dans les temps ordinaires , n'occasionne presque aucune dépense ; une pinte d'eau pouvant aisément suffire à asperger dix livres de foin ou d'avoine.

Les expériences de *Pringle* ne laissent point de doutes sur les propriétés antiputrides du sel marin , et *Needham* assure dans un mémoire sur les maladies contagieuses des bêtes à cornes , inséré dans le journal de physique pour 1772 , que le sel n'est pas seulement un excellent préservatif des épizooties , mais qu'il joue encore un très-grand rôle dans le traitement curatif (1).

Je préfère , à toutes les autres , cette méthode d'administrer le sel aux animaux. Dans les pays où règne cet excellent usage , j'ai vu beaucoup de cultivateurs unir le sel à de la craie , du plâtre cru , de l'argile , de la marne , et en former des gâteaux qu'ils suspendaient dans les écuries , ou seulement à la porte, où les animaux s'arrêtent à les lécher avec une sorte d'avidité en revenant du pâturage.

Je ne blâme point cette composition , qui présente aux animaux , et sur-tout au bœuf, des aspérités sur lesquelles il aime à exercer sa langue , et qui donnent lieu à une excrétion de salive , dont l'expérience a démontré

______

(1) On trouve de fort bonnes observations sur les propriétés du sel pour le régime des animaux , dans une *Instruction sur les bêtes à laine*, par le C.^en *Flandrin.* A Paris , chez *Huzard* , rue Montmartre.

les

les avantages ; mais ce que je blâme, c'est la manière dont ces gâteaux leur sont offerts. C'est par la déglutition du virus morbifique, que se communiquent le plus ordinairement les maladies contagieuses. Qu'un seul animal affecté vienne à lécher le gâteau de sel, il n'en faut pas davantage pour infecter tous les autres animaux qui viennent le lécher après lui : ces gâteaux ne sont donc réellement utiles, qu'autant qu'on les fait petits, qu'on en attache un à chaque place, et qu'on a soin que les animaux occupent toujours la même.

Ce sont presque toujours les animaux les plus gras qui sont attaqués les premiers, et le sont le plus dangereusement ; ce qui tient sans doute à ce que, mangeant plus que les autres, ils ont recueilli une plus grande quantité des élémens qui produisent la maladie. Il est donc prudent, lorsqu'on est forcé de donner des fourrages altérés, d'empêcher les animaux d'engraisser, et d'affaiblir à cet effet la ration de ceux dans lesquels on aperçoit cette disposition.

Dans presque tous les pays où l'on s'occupe de l'éducation des bêtes à cornes, et où on les emploie à la culture des terres, on a une époque invariable pour les faire sortir des étables et pour les y faire rentrer : on n'a aucun égard à la température, et la fête du Saint qui détermine ordinairement cette époque, arrivée, les bestiaux sont mis dans les herbages pour y passer la nuit, y fussent-ils dans l'eau jusqu'à mi-jambe ; et depuis cette époque jusqu'à celle fixée pour leur rentrée, il n'y a point de température qui puisse déterminer le métayer à les faire passer une seule nuit dans l'étable. C'est ainsi qu'en 1792 les bœufs couchèrent dans l'eau pendant une partie du temps qu'ils restèrent au pâturage. On sent aisément les conséquences funestes de cette régularité routinière.

C

Je sais bien que le desir d'économiser un peu de fourrage y entre pour beaucoup ; mais combien il coûte cher au cultivateur le fourrage qu'il économise dans cette circonstance !

En refusant de reconnaître l'origine des maladies charbonneuses dans les erreurs de régime auxquelles on les attribue si souvent, j'ai observé cependant que ces abus, toujours très-dangereux, pouvaient augmenter la disposition de ces animaux à les contracter, et en favoriser le développement : on tiendra donc les étables parfaitement propres : on les nettoiera donc chaque jour du fumier que le préjugé, l'ignorance ou la paresse de beaucoup de cultivateurs y laissent trop souvent accumuler (1). On en éloignera autant qu'il sera possible les dépôts de fumier qui, presque par-tout entassés à la porte, exhalent des vapeurs putrides qui corrompent l'air des étables qui souvent n'ont d'autre ouverture que la porte, ou si elles en ont d'autres, il est rare que le pâtre ou le bouvier ne les ferme pas hermétiquement pour empêcher l'air de s'y introduire. On ne peut trop insister sur la nécessité de tenir constamment ouvertes toutes les fenêtres, d'en pratiquer de nouvelles lorsqu'elles ne sont ni assez grandes, ni assez nombreuses, de les placer sur-tout de manière que, se correspondant, elles

______

(1) C'est là un des points sur lesquels j'ai toujours vu les cultivateurs le moins disposés à céder. Comment se fait-il qu'ils ne puissent comprendre que des animaux ne peuvent jamais être sainement sur leurs excrémens, que les vapeurs qui s'en exhalent, doivent leur rendre le séjour des étables insupportable, puisque la nature a donné à tous les animaux une répugnance invincible pour leurs excrémens ! Le cochon, qui a la réputation d'être le plus sale de tous, ne fiente jamais que dans l'endroit le plus écarté de son toit. Le bœuf, le cheval ne touchent à l'herbe qui a poussé sur leur fiente, que lorsque de fortes gelées ont dissipé ou enchaîné l'odeur qui lui est propre.

puissent établir des courans et opérer le renouvellement de l'air sans cesse altéré, et par la transpiration et sur-tout par la respiration des animaux. On diminuera aussi les dangers de cette altération en ne tenant dans chaque étable que le nombre d'animaux qui peuvent y séjourner sans être gênés.

Rien ne nuit autant à la qualité des fourrages que ces émanations excrémentitielles, dont ils sont imprégnés dans l'espèce de grenier provisoire que les cultivateurs sont dans l'usage de pratiquer avec des perches au-dessus des étables, pratique qui offre le double inconvénient d'accélérer la décomposition de l'air des étables qui se trouve en moins grande masse, et d'altérer les fourrages à travers desquels il pénètre (1).

L'effet des grandes sécheresses est de mettre à sec presque toutes les mares où l'on est dans l'usage d'abreuver les bestiaux. Lorsque l'eau s'y trouve réduite à un pétit volume elle se corrompt promptement, on n'en continue pas moins d'y faire boire les animaux. C'est un abus auquel il faut renoncer, et du moment que la couleur, l'odeur et le goût de l'eau annoncent quelques signes d'altération, on doit en éloigner soigneusement les animaux, quelle que puisse être leur répugnance à s'abreuver d'une autre eau que celle à laquelle ils sont accoutumés. On doit se conduire dès ce moment comme on le ferait dans le cas où les mares viendraient à se

---

(1). Il y a quelques années que, voyageant avec l'un des plus célèbres vétérinaires de ce siècle, le C.^{en} *Chabert*, à qui je dois le peu de connaissances que j'ai acquises dans cet art, nous fîmes une expérience pour convaincre les officiers d'un régiment de cavalerie des inconveniens des soupentes sur lesquelles ils faisaient déposer la provision de trois jours. Une botte de foin pesant dix livres avant d'être placée sur cette soupente, en pesait près de onze et demie vingt-quatre heures après.

dessécher entièrement ; il en peut résulter quelques soins de plus, de la dépense même, mais qu'on les compare avec la valeur des animaux, et qu'on juge.

La grande chaleur ayant été reconnue pour être l'agent qui développe le germe produit par l'humidité, il faut éviter d'exposer les animaux aux ardeurs du soleil, leur procurer par conséquent des abris capables de les défendre, et ne les envoyer au pâturage que le matin et le soir. On sent bien qu'un travail forcé et excessif doit produire les mêmes effets que la grande chaleur.

Le pansement de la main est certainement un très-bon préservatif à opposer à l'invasion des maladies épizootiques, il prévient la stagnation et la perversion des humeurs, et ouvre les couloirs qu'a établis la nature pour leur évacuation. Qui croirait que dans les départemens de l'Indre, de la haute Vienne, du Cher, de la Creuse, et beaucoup d'autres, on ne pratique ce pansement que pendant l'hiver, et qu'on le regarde comme inutile dans la saison où la matière perspirable, étant très-abondante, s'attache à la surface du corps, y forme cette poussière grasse que l'on connaît sous le nom de crasse, bouche et obstrue les pores, et s'oppose à l'évacuation des humeurs que la nature tend à expulser !

C'est sur-tout pour remplir la seconde indication, *prévenir le développement du germe une fois introduit dans le sang, et l'y étouffer avant son explosion,* qu'il est nécessaire de prendre toutes les précautions que je viens d'annoncer dans le cas où elles auraient été négligées ; mais elles ne suffisent plus si l'on reconnaît dans les animaux quelques-uns des caractères que j'ai indiqués comme précurseurs des maladies charbonneuses.

Tous ceux qui ont écrit sur ce genre de maladie, ont regardé la saignée comme un des plus puissans préservatifs ; je l'ai souvent conseillée et pratiquée moi-même, et c'est précisément ce qui m'a appris à m'en défier.

1.° La saignée ne diminue la quantité du sang que momentanément ; les vaisseaux n'en contiennent pas moins vingt-quatre heures après, et peut-être même en renferment-ils davantage ; l'un des effets de la saignée étant d'augmenter les dispositions à la pléthore, ce que n'ignorent point quelques nourrisseurs qui, pour accélérer l'engrais de leurs bestiaux, leur font faire des saignées très-rapprochées.

2.° La saignée exige que tous les animaux soient rentrés à l'étable, qu'ils soient soumis quelque temps à la diète ; or, c'est ce qu'il est impossible d'obtenir de presque tous les cultivateurs, naturellement ennemis de tout ce qui contrarie leur routine, fort peu disposés d'ailleurs à soumettre à un traitement des animaux qui leur paraissent jouir de la meilleure santé, ne se prêtant qu'avec peine à tout ce qui peut leur donner quelqu'embarras, et, il faut le dire, presque toujours écrasés d'occupations à l'époque où se déclarent les maladies des bestiaux.

3.° La saignée ne m'a point paru répondre aux espérances que j'en avais conçues d'après les promesses de ses partisans. Lorsque j'arrivai dans le département de l'Indre, vers la fin de l'été de 1793, pour y combattre la maladie charbonneuse qui y exerçait d'affreux ravages, je trouvai que la crainte avait déterminé la plupart des propriétaires à soumettre leurs bestiaux au traitement préservatif que leur avait indiqué un artiste vétérinaire qu'ils avaient fait venir. Ce traitement consistait en une saignée copieuse, et une boisson acidulée et nitrée pendant quelques jours. La plupart des animaux qui avaient été soumis à ce traitement furent les premiers attaqués, ce qui discrédita absolument et l'artiste et son prétendu préservatif.

Une espèce de charlatan appelé dans le même temps, se flattait aussi de préserver les animaux ; il est certain du moins qu'un grand nombre de ceux auxquels il appliquait son remède, échappait aux effets de la maladie. Tout son procédé consistait à engager un petit morceau d'hellébore blanc sous une partie quelconque de la peau. Cette plante et ses effets étant bien connus d'un grand nombre d'habitans des campagnes, il ne pouvait guère leur en imposer à cet égard ; aussi n'était-ce ni dans la plante, ni dans ses effets que consistait suivant lui le merveilleux de ses connaissances, mais dans le choix de la partie de l'animal où il était à propos de l'appliquer, choix dont dépendait absolument tout le succès. C'est en cela que résidait le charlatanisme, mais son moyen n'en était pas moins conforme aux vrais principes, et, avec quelques connaissances de plus, cet homme eût pu avoir la gloire de terminer une maladie si désastreuse.

Quel est en effet le vœu de la nature dans la curation de cette maladie! n'est-ce pas de porter sur une partie quelconque de la circonférence l'humeur morbifique qui tend à l'opprimer ; c'est-là sans contredit l'objet de ces dépôts, de ces tumeurs énormes, dont l'éruption, lorsqu'elle se fait bien, paraît toujours soulager l'animal qu'elle tue au contraire pour l'ordinaire lorsqu'elle est imparfaite ; c'est donc seconder les efforts de la nature que d'établir à la circonférence une irritation assez forte pour y déterminer ces humeurs dont elle prépare l'évacuation, et c'est agir utilement que de faire cette opération dans un temps où l'animal jouit encore de toute l'énergie de son organisation (1).

---

(1) *Quò natura verget eò ducendum.* Je ne connais point de principe aussi fécond que celui-là ; j'y vois toute la médecine.

Je crains bien qu'on ne regarde ce que je vais dire comme un paradoxe ; mais il ne me serait peut-être pas impossible de le prouver, presque tous les succès qu'on a obtenus dans tous les temps dans le traitement des maladies épizootiques, sont dus sur-tout à ce moyen ou à d'autres du même genre.

Lorsque plusieurs moyens sont employés à la fois, il est difficile, sans doute, de déterminer avec précision quel est celui qui a le plus contribué à la guérison ; mais s'il arrivait cependant qu'il y en eût un qui joint aux autres eût toujours réussi, et qu'employés sans lui au contraire les autres n'eussent jamais obtenu aucun succès, ce serait, sans doute, une bien forte présomption que ce serait à lui et à lui seul que ce succès serait dû. Cette présomption acquerrait encore une nouvelle force, si ces moyens célébrés par les uns étaient regardés par les autres comme inutiles et même dangereux dans les circonstances mêmes où les premiers les avaient regardés comme miraculeux.

C'est bien moins là une supposition que l'histoire des exutoires dans le traitement des maladies épizootiques. Il est d'autant plus intéressant de bien établir cette assertion, que le résultat de sa démonstration serait d'écarter des animaux un fatras de médicamens, dont le moindre inconvénient est le plus souvent d'absorber leur valeur (1).

La connaissance des effets du séton, tant pour préserver

---

(1) Dans une instruction sur la maladie charbonneuse qui régna dans le département de la haute Vienne, pendant l'été et l'automne de 1793, le C.ᵉⁿ *Dodet*, médecin à Limoges, prescrivit, entr'autres préservatifs pour les grands animaux, une potion faite avec deux onces de quina, deux gros de camphre, deux gros de myrrhe, deux gros d'esprit de vitriol dulcifié et une once et demie de thériaque. Il fallait donner ce remède tous les jours, jusqu'à ce qu'il n'y eût plus rien à redouter ; je prouvai qu'au prix où étaient les drogues, il coûterait plus de soixante-dix livres par jour ; et l'on avait, à cette époque, une belle paire de bœufs pour douze cents livres.

des maladies épizootiques que pour les guérir, remonte à une époque très-reculée. *Columelle*, qui vivait dans le premier siècle de l'ère chrétienne, assure qu'on préserve les bœufs, et qu'on les guérit même de la péripneumonie épizootique en leur passant dans l'oreille un morceau de racine de coudrier en forme de séton. Il vante les effets du même moyen dans la cure d'une maladie qu'il caractérise par un engorgement à la gorge, qui rend la respiration extrêmement laborieuse ; caractères qui semblent indiquer une angine gangreneuse, d'autant plus qu'il annonce cette maladie comme très - contagieuse. Enfin, après avoir indiqué des remèdes particuliers pour chaque genre de maladie, *Columelle* en indique un général qu'il assure convenir à toutes, c'est de *passer un morceau d'hellébore blanc dans un trou pratiqué à l'oreille avec un instrument pointu ;* c'est à son avis le plus puissant secours qu'on puisse opposer aux maladies pestilentielles.

Un exutoire de cette nature était sans doute bien imparfait, mais cette imperfection même n'est qu'un argument de plus en sa faveur.

Le cardinal *Baronius* rapporte à l'année 376 une maladie qui exerça des ravages affreux sur tous les troupeaux de bêtes à cornes de l'Europe. Le seul moyen qui parut produire quelqu'effet, fut l'application sur le front d'une croix de fer bien bénite et sur - tout rougie au feu. Les prêtres et les imbécilles crièrent au miracle, mais la vérité est que les bons effets de ce procédé furent dus à l'irritation qu'il produisit dans le lieu de son application et à la suppuration qu'il y établit.

Le poëte *Cæcilius Sévère*, qui a donné la description de cette maladie, assure que les vaches laitières périssaient bien plus rarement que les bœufs et les veaux, observation que l'expérience a confirmée dans presque toutes les épizooties, et qu'on doit attribuer à l'évacuation du vice contagieux par cet émonctoire, ce qui revient encore à l'effet des sétons.

Végece, qui vivait l'an 380, fait le plus bel éloge du séton et des cautères, qu'il regarde comme le premier moyen pour arrêter les maladies pestilentielles et en prévenir l'invasion. Il traite d'imbécilles ceux qui, attribuant les maladies des bestiaux à la colère céleste, se reposent tranquillement sur la providence du soin de les faire cesser ou d'en préserver leurs bestiaux (1). Par quelle fatalité se fait-il qu'après un laps de quinze siècles il se trouve encore tant d'hommes imbus d'un préjugé dont il est si facile d'apercevoir les funestes conséquences !

Les ténèbres qui couvrirent l'Europe depuis la fin du quatrième siècle jusqu'au dix-septième, semblent s'être en quelque sorte épaissis sur l'art de traiter les maladies des animaux, et on ne trouve presqu'aucun observateur éclairé entre *Végece, Ramazzini* et *Lancisi.* Ces deux hommes célèbres, qui portèrent dans le traitement de l'épizootie désastreuse de 1690, et de celle bien plus désastreuse encore de 1711 et 1712, des connaissances qu'on n'avait point encore appliquées à la médecine des animaux ; ces deux hommes assurent que tous les remèdes qui furent employés ne produisirent aucun effet, que *les sétons seuls et les ouvertures faites à la peau avec un fer chaud,* furent suivis de quelques succès ; aucun bœuf ne guérissait, dit *Ramazzini,* sans quelqu'éruption de pustules qui suppuraient, ou quelque ulcère à la peau, dû à *l'art* ou à la nature.

---

(1) *Ne contagione suâ omnibus periculum generet, et negligentia domini, sicut solet à stultis fieri, divinæ imputetur offensa.*

L'origine qu'on donna à cette maladie est encore un argument bien puissant en faveur des sétons. On assure qu'un bœuf, venant de Hongrie à Venise, s'égara dans la campagne et fut trouvé par un domestique du comte *Boromée*, qui le mit dans une étable où il s'en trouvait plusieurs autres qu'il infecta tous, *à l'exception d'un seul qui portait un séton au cou.*

Drouin, qui traita cette maladie en France, où elle dépeupla les provinces septentrionales, après avoir donné le détail de tous les moyens employés pour la combattre, tant par lui que par ses confrères, convient que ceux qui eurent le succès le moins douteux, furent d'*herber* les bœufs, et de leur passer *des sétons au cou* (1).

Une maladie du genre charbonneux se montra en 1712 dans une grande partie de la France; *Herment*, qui l'observa à Fontainebleau, prétend qu'on préserva et qu'on guérit même un grand nombre de bestiaux au moyen d'un morceau de viorne que les paysans mettaient au bas du fanon, entre cuir et chair, et qu'ils entretenaient quelque temps. *Herment* conseilla les sétons, qui produisirent d'heureux effets.

Goelicke, qui combattit l'épizootie qui, en 1729, régna en Italie et dans une grande partie de l'Allemagne, a eu le bon esprit de reconnaître que les bœufs qui guérirent, durent bien plutôt leur salut aux efforts de la nature qu'à ceux de l'art, *si ce n'est peut-être*, dit-il, *aux sétons et aux vesicatoires*, qui parurent produire de très-heureux effets.

Aucune épizootie, dans aucun temps, ne fut traitée

---

(1) On appelle *herber*, dans la plupart des départemens, et *brocher*, dans d'autres, le procédé qui consiste à engager sous la peau un morceau d'hellébore noir, ou autre plante irritante; l'hellébore est connu dans beaucoup d'endroits sous le nom de *plante à herber*, *d'herbe à la brochure*.

avec plus de soins et de véritables lumières que celle qui, en 1745 et 1746, sembla menacer l'Europe entière d'une dépopulation générale. *Sauvages*, qui l'observa dans le Vivarais, assure que, malgré les remèdes les mieux indiqués, sur vingt bœufs malades, il en mourait dix-neuf. Ce fut sur-tout aux environs de Paris que furent tentées un nombre infini d'expériences par les médecins les plus célèbres, *Bouvart, Cochu, Malouin, Bertin, de l'Épine, Chomel, le Moine, le Monnier, le Thuillier, Ferrein, Procope* et autres. On essaya, et toujours inutilement, toutes les recettes qu'une maladie aussi meurtrière ne manqua pas de faire pleuvoir de toutes parts : on essaya sans succès tous les fébrifuges ; les sudorifiques n'en eurent pas davantage ; la saignée, pratiquée jusqu'à extinction de forces, n'eut d'autre effet que d'accélérer la mort des animaux ; les purgatifs, les antiputrides, les cordiaux ne firent qu'augmenter l'inflammation ; l'immersion dans le fumier de quelques bêtes affectées ne les sauva pas. On alla jusqu'à administrer à une vache des frictions mercurielles, qui ne la sauvèrent pas.

On s'aperçut enfin que tous les efforts de la nature paraissaient se diriger du côté de la peau ; et on en tira la conséquence, que des dépôts déterminés à l'extérieur pourraient très-bien être critiques, et éloigner du centre l'humeur morbifique dont la nature tendait à se délivrer. On pratiqua en conséquence des orties avec la racine d'hellébore, qu'on rendit plus active en la roulant dans un mélange de basilicum et de mouches cantharides : plutôt on déterminait ce dépôt, plus il était volumineux, plus il y avait d'espoir de guérison. Si l'application de l'ortie n'attirait point ce dépôt, ou qu'il vînt à se flétrir, l'animal était perdu. *Chomel* assure que ce traitement fut le seul suivi de quelques succès; que tous les autres accélérèrent plutôt qu'ils ne retardèrent la perte des bestiaux.

Les habitans de Bezu-la-Forêt , près Gournay en Bourbonnais , qui se trouvaient dans le centre de la contagion , en furent garantis par le soin qu'ils eurent d'*herber* tous leurs bestiaux.

Leclerc , qui traita cette maladie en Hollande, assure n'avoir vu périr aucun des animaux auxquels on avait placé des sétons au cou.

Les médecins danois qui la combattirent avec plus d'avantage que les médecins français , commencèrent par faire placer des sétons à tous les animaux , tant sains que malades , et j'ai de bonnes raisons pour croire que c'est bien plutôt à cet exutoire qu'ils durent leurs succès, qu'aux remèdes anti-putrides , anti-vermineux et cordiaux, qui faisaient la base de leur traitement.

Bucard-Mauchard, qui combattit dans le même temps cette maladie à Tubingen en Suabe , éprouva de très-heureux effets du séton placé au bas du fanon ; et il y a bien lieu de croire que les délayans et les anti-phlo-gistiques qu'il employait, et dont il célèbre les effets, ne méritaient pas plus ses éloges, que les opiats , la thériaque et les astringens contre lesquels il s'élève avec force, ne méritèrent ceux des médecins danois.

Il régna en 1760 dans quelques cantons de la Suisse, une maladie épizootique très-meurtrière , à laquelle on donnait le nom de *louvet* ou *louvat.* Regnier, qui la traita , assure que le séton placé au fanon ou sous le ventre, produisit de très-heureux effets. Les sudorifiques, les purgatifs, les diurétiques , les saignées , furent géné-ralement nuisibles.

Plenciz, médecin de Vienne, qui, en 1761, observa la même maladie, recommande les sétons comme un excellent moyen auxiliaire ; je suis persuadé que c'est la simplicité de ce moyen qui a empêché de reconnaître toute l'étendue de son influence dans la guérison des épizooties ; c'est ainsi qu'*Huxham* attribue aux anti-putrides, aux cordiaux, aux diaphorétiques et aux vésicatoires réunis, les succès qu'il avait obtenus dans la cure d'une maladie semblable sur les hommes, succès auquel on ne peut douter que les vésicatoires n'aient la plus grande part, si même il ne leur est dû tout entier. *Huxham* s'élève contre les anti-phlogistiques et les délayans tant vantés par *Mauchard* et par d'autres.

En 1771, *Dufot* traite dans le Laonais une épizootie qui avait tous les caractères de celle de 1745 ; il employa avec le plus grand succès les purgatifs, les mucilagineux, les délayans avec des sétons au cou. *Néedham* traite la même maladie dans le même temps, et obtient des effets admirables des spiritueux, des anti-septiques avec des sétons au cou : que conclure de ce rapprochement ! que dans des circonstances semblables les succès de l'un n'étaient pas plus dus aux anti-phlogistiques, que les succès de l'autre ne l'étaient aux spiritueux. A quoi donc les attribuer ! sans doute au moyen commun qu'ils avaient employé tous deux, aux sétons.

Dans la trop célèbre épizootie des provinces méridionales de France, en 1774, *Doazan, Vicq-d'Azyr, Bellerocq* et plusieurs autres observèrent que le pronostic n'était favorable que dans une seule circonstance, celle où il paraissait une tumeur : la guérison alors était assurée.

Il est bien étonnant, après une pareille observation, que des hommes aussi éclairés n'aient pas dirigé tous leurs efforts vers les moyens de déterminer ce dépôt extérieur, non-seulement dans les animaux affectés, mais dans ceux sur-tout qui étaient menacés de l'être ; et qu'ils aient reconnu si tard que pour y parvenir c'était bien moins des remèdes internes qu'il fallait employer, que l'application sur la peau des escarotiques les plus puissans ; *Vicq - d'Azyr* s'assura par un très - grand nombre d'épreuves, non-seulement de l'inutilité, mais encore des dangereux effets des purgatifs drastiques qui exercent leur action sur la partie droite de la panse qu'ils enflamment et gangrènent, tandis que les minoratifs ne produisent aucun effet, de toutes les préparations mercurielles, des résines, des bois sudorifiques, des esprits aromatiques, du camphre, du quinquina, de tous les sels neutres, des alkalis fixes et volatils ; observations qui ne firent que confirmer celles faites dans le traitement des épizooties de 1711 et 1745, et déterminèrent *Vicq-d'Azyr* à recourir au moyen extrême que *Lancisi* avait fait adopter en Italie en 1712, *De Courtivron* en France en 1748, *Layard* en Angleterre en 1758, l'École vétérinaire en Hollande en 1770, et en Flandre en 1771 ; *Dufot* en Picardie en 1773, celui de faire assommer tous les animaux affectés de la maladie.

C'est aux sétons qui font presque toujours partie du traitement des artistes vétérinaires dans les maladies épizootiques, que j'attribue les succès constans qu'ils ont obtenus depuis un assez grand nombre d'années, surtout dans le traitement des maladies charbonneuses (1).

Pour combattre celle qui en 1793 faisait des ravages affreux dans le département de l'Indre, je m'étais muni

---

(1) Voyez les observations qui sont à la suite du Traité du Charbon, par le C.^{en} *Chabert*.

d'une assez grande quantité de quinquina , de camphre , d'alkali volatil , et les premiers animaux qui me tombèrent sous la main , furent forcés d'en avaler d'assez fortes doses. Étonné de voir qu'ils ne produisaient aucun effet bien sensible dans l'économie animale, je commençai à soupçonner leur nullité ; je ne tardai pas à m'en convaincre en réfléchissant sur le volume énorme d'alimens contenus dans les quatre estomacs des ruminans , mais sur-tout dans la panse , même après trois ou quatre jours de la diète la plus sévère. Je compris que deux onces de quinquina , deux gros de camphre , et quelques gouttes d'alkali volatil précipités dans une aussi grande capacité ne devaient pas produire plus d'effet qu'un verre de vinaigre qu'on jetterait dans un puits pour en aciduler l'eau. Je renonçai donc à toute administration de remède interne, et je m'en tins exclusivement aux externes , dont j'obtins des effets miraculeux tant pour préserver que pour guérir.

Je ferais un très-gros volume , si j'entreprenais de donner , même en abregé , l'historique de tous les animaux qui durent leur salut à ce moyen ; je me bornerai à une seule observation , parce qu'elle me paraît de nature à triompher de l'incrédulité la plus obstinée , et qu'elle convertit un très - grand nombre de cultivateurs qui jusques-là s'étaient refusés à soumettre leurs animaux au traitement préservatif que j'avais indiqué.

Un bœuf était mort du charbon dans la métairie de Chazelai, appartenant au citoyen *Lacoste*, alors maire d'Argenton, qui, inquiet sur le sort de sept qui restaient, me pria de les examiner. Tous jouissaient en apparence de la santé la plus vigoureuse ; il y en avait même de très-gras. Je reconnus dans tous les sept le principe de la maladie qui avait fait périr le huitième, et j'annonçai qu'ils seraient infailliblement attaqués si l'on ne se hâtait de les sétonner. Le métayer à qui ils appartenaient par moitié, était en retard pour sa culture ; il observa que cette opération qui le priverait du travail de ses bœufs pendant près de quinze jours, le mettrait dans l'impossibilité de faire son ensemencement. Il me pria de lui en laisser au moins une partie, il en demanda quatre ; nous composâmes, j'en accordai deux. Je choisis ceux dans lesquels je crus que le principe de la maladie avait fait le moins de progrès, et je ne les lui accordai que sur la promesse qu'il me fit qu'il les sétonnerait lui-même, aussitôt que les cinq autres seraient en état de travailler ; je lui appris en conséquence à pratiquer cette opération extrêmement facile.

Les quinze jours expirent, les cinq bœufs sétonnés sont en état de travailler, les deux autres continuent de jouir de la santé la plus brillante. Le métayer se persuade qu'il en eût été de même des cinq premiers, et il se reproche la facilité avec laquelle il avait cédé à mes conseils ; quinze autres jours s'écoulent, et le voilà bien persuadé, et tous ses voisins comme lui, que les sétons ne sont bons qu'à faire souffrir les bœufs, les faire maigrir et les empêcher de travailler pendant quinze jours. Ce petit triomphe auquel il donna beaucoup d'éclat, en fortifiant la répugnance des cultivateurs du canton, fut la cause de la perte d'un assez grand nombre de bœufs qui, sans cet événement, auraient certainement été préservés. Le malheureux le paya cher ; un des deux bœufs est attaqué du charbon, la crainte d'être grondé empêche le métayer de venir me chercher, il traite son bœuf lui-même par la méthode qu'il m'avait vu employer ; mais, soit que la maladie fût plus forte que tous les secours, soit, ce qui est bien plus probable, que l'opération fût mal faite, l'animal meurt en fort peu de temps.

Deux

Deux jours après, le second bœuf est attaqué ; la crainte de le perdre l'emporte cette fois sur celle d'être grondé : le métayer vient me chercher à course de cheval ; il me fait sa confession : on s'imagine aisément que je ne m'amusai pas à le sermonner ; je vole chez lui, où j'arrive assez tôt pour sauver son bœuf, dont l'état était si alarmant, qu'on l'avait déjà fait sortir de l'étable pour qu'il n'y mourût pas.

Le métayer ne douta plus dès-lors qu'il ne me dût et ce bœuf, et les cinq premiers qui avaient été préservés. De cette époque je ne pus plus suffire à toucher tous les bœufs qu'on m'amenait sur mon passage, pour reconnaître s'ils seraient affectés de la maladie ; et je puis assurer que je ne me suis trompé que très-rarement, sur-tout dans les bêtes à cornes, dans lesquelles la présence du germe de la maladie s'annonce d'une manière bien plus marquée que dans les chevaux ; ce qui tient peut-être aussi à ce que j'ai eu des occasions bien moins fréquentes de l'observer dans cette dernière espèce.

Je n'assurerai point que l'application des sétons suffise toujours pour prévenir l'invasion de la maladie ; j'ai vu quelquefois, très-rarement cependant, le contraire ; mais ce que je n'ai point vu, c'est les animaux mourir lorsqu'ils venaient à être affectés du charbon après avoir été sétonnés (1), à moins d'erreurs de régime bien marquées, et seules capables de donner la mort ; ce qui prouve que si l'évacuation produite par les sétons ne suffit pas toujours pour débarrasser la masse du sang de l'humeur morbifique, elle en diminue du moins la

______

(1) Je veux dire sétonnés à ma manière, qui me paraît plus propre que celle des autres, à remplir l'objet qu'on doit se proposer dans cette opération. J'indiquerai plus loin le procédé que j'emploie.

D

quantité, ou en atténue la qualité, au point de la rendre peu dangereuse; ce qui remplit suffisamment la seconde indication que présente le traitement préservatif.

Il reste à prévenir les dangers de la communication.

On y parvient 1.° en séparant soigneusement les animaux sains d'avec les malades; c'est le contraire qu'on fait le plus souvent : dès qu'un animal est malade, on le sépare des sains; il est aisé de concevoir qu'en laissant ces derniers dans une écurie ou une étable qui peut être infectée, on les expose à contracter la maladie : j'avoue que le défaut de bâtimens ne permet pas toujours d'en agir autrement; il faut dans ce cas, aussitôt qu'on a retiré l'animal malade, s'occuper de la désinfection de l'étable, ou, tout au moins, de la place qu'il y occupait (1);

2.° En éloignant les animaux sains de tous les lieux fréquentés par des animaux infectés, ou qui seulement ont été exposés à l'être, tels que les pâturages, les abreuvoirs, &c.;

3.° En n'introduisant point dans les écuries ou les étables, des animaux nouveaux, qu'on ne soit bien assuré qu'il ne règne aucune maladie contagieuse dans le lieu dont ils sortent;

4.° En se tenant soigneusement en garde, dans les circonstances, contre les maiges, les guérisseurs, les charlatans qui parcourent les campagnes, entrent dans toutes les étables : j'ignore si leurs habits peuvent se charger de miasmes virulens et les transmettre; mais ils ouvrent la bouche des animaux, y introduisent leurs mains, qu'ils négligent le plus souvent de laver; et je

---

(1) On trouvera plus loin la méthode la plus sûre pour opérer cette désinfection,

suis certain que la plupart des maladies contagieuses peuvent être communiquées par cette voie. Elles peuvent l'être encore par l'instrument dont ils se servent pour préserver des animaux sains, après l'avoir employé à opérer des animaux malades;

5.º En ne recevant pas trop légèrement dans les étables les passans, qui peuvent avoir logé dans des étables infectées;

6.º En éloignant de ses animaux les chiens étrangers, et en renfermant soigneusement les siens pour empêcher qu'ils n'aillent déterrer des bêtes mortes de la contagion, et ne la rapportent avec eux; ce qui n'est arrivé que trop souvent;

7.º En faisant enfouir les cadavres des animaux morts de la maladie dans des fosses de huit pieds au moins de profondeur, l'expérience m'ayant prouvé que quand elles en avaient moins, les chiens, les loups et autres animaux voraces parvenaient à enlever la terre qui les recouvrait, et qu'elle était facilement pénétrée d'ailleurs par l'odeur qui s'exhale des cadavres, odeur que les animaux semblent rechercher, qui les attire de très-loin, et qui suffit peut-être pour les infecter (1);

8.º En n'employant jamais à l'usage des animaux sains des instrumens servant à des animaux malades;

9.º En faisant brûler exactement le fumier qu'on retire des écuries infectées, ainsi que la paille sur laquelle on a abattu les animaux pour les opérer. J'ai vu périr toutes les volailles d'une basse-cour, par l'effet de l'oubli de cette précaution.

La facilité avec laquelle plusieurs des maladies des

______

(1) J'ai souvent vu des bœufs s'attrouper sur la fosse d'un bœuf mort de la contagion, flairer la terre et faire retentir l'air de leurs mugissemens.

animaux, et sur-tout celles du genre charbonneux, se communiquent à l'homme, exige aussi de sa part des précautions dont l'omission n'a été que trop souvent funeste.

Elles consistent à éviter de fouiller avec le bras les grands animaux pour les vider des gros excrémens qui s'opposent à l'introduction des lavemens ; à ne point dépouiller les bêtes mortes de la contagion ; à taillader même leur peau avant de les enfouir, pour empêcher que des hommes cupides ne les déterrent pendant la nuit pour l'enlever ; à ne jamais manger de viande d'un animal affecté ou seulement soupçonné de l'être ; l'expérience ayant prouvé que si cette chair ne donnait pas toujours, après la cuisson, la même maladie, elle en occasionnait d'autres quelquefois non moins dangereuses (1) ; à s'abstenir enfin de faire usage du lait des vaches attaquées de la maladie, ou placées dans le foyer de la contagion, lorsqu'elle affecte à la fois un très - grand nombre d'animaux.

Traitement curatif.

D'APRÈS l'exposé que j'ai fait des causes des maladies charbonneuses, de leurs caractères, des désordres qu'elles produisent dans l'économie animale, et du but vers lequel tendent tous les efforts de la nature, il est aisé de prévoir que c'est sur les applications et les opérations extérieures,

---

(1) *Schenkius*, *Cogrossi*, *Mercurialis*, et plusieurs autres, rapportent des observations de maladies très - graves survenues à des hommes qui avaient mangé de la chair d'animaux infectés. *Bertin*, correspondant de l'académie de chirurgie à la Guadeloupe, rend compte d'une maladie qui fit périr dans cette île un très - grand nombre de bestiaux, dont la chair mangée par les nègres, leur occasionnait une fièvre ardente et des coliques de miséréré qui les emportaient très-promptement. *Bertin* assure en avoir guéri deux cents, au moins, avec la limonade à grande dose.

que je fonde le succès du traitement curatif; il est seulement quelques modifications particulières à observer à raison des différens aspects sous lesquels se présentent ces maladies', et des diverses parties qui sont le siége des tumeurs.

Sous quelqu'appareil qu'elles se montrent, qu'elles soient ou non accompagnées d'éruptions extérieures, quelles que soient et la nature et la forme et le siége de ces éruptions, je commence toujours par faire vider l'animal, et lui donner quelques lavemens (1). J'établis aussitôt un cautère; dans les bêtes à cornes je préfère le fanon que dans plusieurs pays on appelle aussi *la nape*, *la lampe.* Dans les chevaux, je choisis les deux éminences charnues qui se montrent en avant du poitrail de chaque côté.

Les raisons de cette préférence sont que c'est le plus souvent sur les parties précordiales que la nature porte les dépôts critiques par lesquels elle s'efforce de se débarrasser de l'humeur délétère qui menace la vie de l'animal; et qu'on fait toujours mal lorsqu'au lieu de suivre la marche qu'elle indique on veut la forcer à en prendre une autre.

On peut m'objecter que je m'écarte moi-même de cette loi, en plaçant un cautère au poitrail, lorsque la nature établit ses dépôts sur d'autres parties du corps.

---

(1) J'ai déjà indiqué les suites trop souvent funestes de l'introduction du bras dans le fondement des grands animaux pour les vider. On les prévient, en se servant d'une cuiller de bois, de la longueur de dix-huit à vingt pouces, dont la surface soit parfaitement unie, et ne présente aucune aspérité. On l'enduit, avant de l'introduire, d'un corps gras, tel que de la graisse douce ou de l'huile ; on l'insinue très-doucement et peu à peu, et on la tourne et retourne dans le fondement pour extraire les excremens, avec beaucoup de précaution, pour ne pas blesser ou irriter l'intestin, qui est d'une très-grande sensibilité.

D 3

Je réponds que, sur vingt dépôts, dix-huit se montrant aux parties antérieures, le vœu de la nature est assez clairement manifesté pour qu'on doive regarder l'éruption sur d'autres parties comme une espèce d'écart, comme l'effet de quelque résistance dans les parties précordiales, ou d'une altération dans celles où s'est formé le dépôt. Et dans ce cas, c'est encore seconder le vœu de la nature, que de chercher à détruire cette résistance qui l'a détournée de ses voies ordinaires.

Au reste, le cautère que j'établis au fanon ne m'empêche point de chercher à augmenter l'irritation de la partie où paraît l'éruption. Et quoiqu'on regarde comme un principe sacré de ne jamais ouvrir deux portes à la fois, je me suis toujours si bien trouvé de cette double évacuation, que je crois ce principe susceptible au moins d'exceptions. Il ne serait peut-être pas impossible d'expliquer comment cet effort partagé produit une évacuation plus complète, et la produit en accablant moins l'animal qu'un effort unique; mais je laisse là l'explication pour m'en tenir au fait : j'ai sauvé un grand nombre de bœufs en ouvrant à l'humeur cette double issue ; peut-être les aurais-je également sauvés avec une seule, mais peut-être aussi seraient-ils morts ; et dans le doute, c'est au parti le plus sûr qu'il faut toujours s'en tenir.

J'ai déjà dit que la manière d'établir les cautères n'était point indifférente ; elle l'est si peu que c'est d'elle en grande partie que dépend le succès du traitement.

Que se propose-t-on en plaçant un cautère ! de débarrasser la masse du sang d'une humeur viciée qui y circule ; qu'y a-t-il à faire pour y parvenir ! l'amener à la circonférence, et en procurer l'évacuation.

La manière dont on place les cautères, ne remplit point ou ne remplit que bien rarement ce double objet.

La plupart des maréchaux de campagne, des maiges, des guérisseurs, savent *herber* les animaux, et connaissent les avantages de cette pratique, et plût à Dieu qu'ils n'en connussent aucune autre ; leur ignorance ne ferait pas, chaque jour, tant de victimes : mais leur opération trompe assez souvent leur attente, parce qu'elle ne remplit qu'une partie de l'objet qu'on doit se proposer. Après avoir établi au fanon ou ailleurs, mais ordinairement au fanon, un dépôt très-considérable, ils ne s'en occupent plus, ils l'abandonnent à la nature. Qu'arrive-t-il ! que le plus souvent la tumeur se résout, que l'humeur rentre après avoir acquis par sa stagnation un nouveau degré de malignité. Quelques-uns, après avoir retiré le morceau d'hellébore noir dont ils se sont servis pour établir le dépôt, ont le bon esprit d'engager dans l'ouverture quelques brins de genêt ou un brin d'osier. Ces corps étrangers entretiennent dans la tumeur une suppuration bien utile, mais trop souvent insuffisante.

Beaucoup d'artistes vétérinaires se bornent à placer au cou ou au fanon, ou à l'épaule, ou aux cuisses, des sétons avec des mèches de ruban de fil ou de cordes. Ces sétons entretiennent une bonne suppuration, mais elle s'établit lentement, mais ils n'excitent qu'une faible irritation, et n'attirent point brusquement ces dépôts énormes dont la formation, et sur-tout la formation subite, paraît si conforme au vœu de la nature. Quelques artistes rendent ces sétons plus actifs en les enduisant d'un onguent chargé de substances caustiques et vessicantes ; c'est certainement une excellente pratique, mais elle ne suffit pas toujours pour imprimer à la machine cette action rapide sans laquelle l'éruption est le plus souvent imparfaite.

D'autres, et ceux-là sont les plus habiles, commencent

par engager sous la peau un trochisque de sublimé corrosif, d'arsenic, ou de vitriol, ou simplement un morceau d'hellébore noir. Ils l'y laissent jusqu'à ce qu'il ait produit un engorgement très-volumineux, ce qui demande ordinairement vingt-quatre heures. Ils le retirent et traversent la tumeur d'un séton.

Cette double opération remplit très-bien la double indication de former le dépôt et de procurer l'évacuation de l'humeur, et j'ai moi-même long-temps pratiqué cette méthode avec le plus grand succès.

Elle avait cependant de grands inconvéniens; elle m'obligeait à revenir dans tous les lieux où j'avais placé les trochisques. L'engorgement se faisant toujours avec plus ou moins de rapidité à raison de la constitution des animaux et de leur état, j'arrivais trop tôt pour les uns, dont la tumeur n'était pas encore formée, trop tard pour les autres, dans lesquels elle avait acquis un volume excessif. Les animaux qui se rappelaient la douleur qu'ils avaient éprouvée la veille pour l'introduction du trochisque, se laissaient approcher difficilement; quelques-uns se défendaient à outrance; ils jetaient des cris épouvantables lorsque l'aiguille à séton traversait la tumeur, qui avait souvent de huit à dix pouces de diamètre, et les cultivateurs, à qui ils appartenaient, criaient presque aussi fort qu'eux.

Ces difficultés me firent imaginer une méthode qui les levait toutes, et remplissait absolument le même objet. Sur une mèche de ruban de fil ou de corde, ou de chanvre natté, d'environ deux pieds de long, je fixais, précisément sur le milieu, deux morceaux de tige d'hellébore noir, un de chaque côté, je l'y maintenais avec un brin de fil, j'amincissais les bords afin qu'ils ne présentassent pas un épaulement qui se serait opposé à leur introduction. J'éraillais légèrement la peau de l'hellébore avec la pointe d'un couteau pour le rendre plus actif.

Pour passer ce séton ainsi disposé, je me plaçais du côté gauche de l'animal. Je saisissais le fanon en avant du poitrail, à l'endroit où il présente un enfoncement qui semble le partager en deux portions. Je détachais avec ma main gauche la peau de ce côté, d'avec celle du côté opposé. Je l'empoignais de toutes mes forces, et de l'autre main je la traversais de haut en bas avec une aiguille à séton, de manière que les deux ouvertures de la peau se trouvaient écartées l'une de l'autre d'environ quatre à cinq pouces, plus ou moins : j'avais soin d'incliner mon instrument de derrière en devant, dans la crainte qu'il ne blessât la jambe de l'animal, si elle venait à se porter en avant. Lorsque l'aiguille est bien tranchante, l'animal ne la sent pas, et il n'y a pas une goutte de sang de répandu, ce qui est très-précieux pour les propriétaires. L'aiguille passée, on engage le séton dans l'ouverture pratiquée derrière ce tranchant, et on la retire brusquement. Pour que la partie du séton à laquelle est attaché l'hellébore, reste sous la peau, on place au-dessous un petit morceau de bois qui empêche le séton d'aller plus loin qu'on ne voudrait dans le mouvement brusque qu'on fait pour le passer.

La peau du fanon étant très-dure, il faut, pour cette opération, une aiguille courte, large et terminée par une poignée olivaire comme le manche d'une vrille, ou par un anneau aplati dans lequel la main puisse s'engager.

Le séton passé, on noue les deux bouts, en laissant une anse assez grande pour loger la tumeur qu'il doit établir. Lorsqu'elle a acquis le volume d'une tête humaine, ou à - peu - près, le propriétaire n'a autre chose à faire qu'à tourner le séton, et couper avec un couteau, ou des ciseaux, le fil qui retient l'hellébore. On peut, si l'on veut, et il est nécessaire de le faire lorsque la tumeur s'est formée difficilement et qu'elle est restée petite, on peut augmenter l'action des sétons, en les enduisant d'onguent basilicum, auquel on a incorporé de la poudre de cantharides et de sublimé corrosif. Il est bon de les retourner et de les laver tous les jours avec de l'eau chaude.

Ces sétons doivent rester en place jusqu'à ce que la maladie ait absolument cessé dans le pays ; c'est ce qu'il y a de plus difficile à obtenir des cultivateurs. Lorsque le séton vient à se perdre, ce qui arrive souvent, ils négligent d'en replacer un autre, ce qui est très-facile, mais moins cependant que de le renouveler quand il est prêt à se perdre, il suffit, dans ce cas, d'attacher avec un point d'aiguille, ou seulement avec une épingle, le séton nouveau à l'ancien ; en tirant celui-ci, l'autre suit. Quand on se sert d'une épingle, on a soin de l'attacher de manière qu'elle présente sa tête à l'ouverture de la peau, autrement elle pourrait s'accrocher et blesser l'animal.

On peut éviter les inconvéniens de la perte et du replacement des sétons, en se servant, au lieu de mèche, d'un morceau de bois de la grosseur du doigt, et de sept à huit pouces de longueur ; il doit être pointu par un bout, pour enfiler la route tracée par l'aiguille : au-dessus de la pointe, ainsi qu'à l'autre bout, doit se trouver un trou destiné à recevoir une cheville pour qu'il ne puisse se perdre. On enlève circulairement un peu de bois dans le milieu, qu'on remplace avec un morceau d'hellébore que l'on dispose autour, et qu'on fixe de la même manière que sur les mèches de fil ou de chanvre.

Au défaut d'hellébore noir , qu'on ne trouve pas par-tout, on peut employer l'écorce de garou ou bois saint, les tiges des titimales , des ésules , l'écorce des jeunes pousses de figuier , des branches de clématite, que dans quelques cantons on nomme *viorne*, et dont les tiges sarmenteuses servent à faire des paniers.

On peut encore employer le sublimé , l'arsenic, le vitriol , en mettant ces substances en poudre, et en les engageant dans un petit sac de toile très-fine , ou plutôt très-claire , qu'on fixe sur le séton, de la même manière que les plantes dont nous avons parlé.

J'ai vu arriver quelquefois que le dépôt formé par ces sétons s'endurcissait , et restait un temps considérable sans se résoudre. On prévient cet inconvénient , ou on y remédie en fendant l'engorgement par - dessous, de devant en arrière, et en passant ensuite un fer rouge dans cette ouverture, qui doit être longue et profonde.

Il est facile de concevoir qu'une crise aussi forte ne s'établit point sans une fièvre violente , et qu'il y aurait par conséquent du danger à ce que les estomacs fussent trop chargés d'alimens : on fait donc bien , lorsqu'on le peut , de mettre les animaux à la diète avant de leur passer les sétons ; mais ce qu'on peut toujours , et ce que malheureusement on a bien de la peine à obtenir des cultivateurs , c'est de laisser les animaux sans manger pendant les cinq ou six premières heures qui suivent l'opération, ou du moins de leur retrancher la plus grande partie de la ration ordinaire. Les palefreniers , pâtres , bouviers , et généralement tous ceux qui prennent soin des animaux , les font périr d'indigestion , pour les empêcher de mourir de faim (1).

---

(1) Les animaux ruminans peuvent rester un temps considérable sans manger. Les bouchers gardent ordinairement les bœufs trois jours entiers

J'ai déjà dit qu'il ne fallait pas se presser de retirer les sétons. On doit toujours attendre que l'animal soit parfaitement guéri ; on fait même très-bien de les laisser quelque temps après pour éviter des rechûtes (1).

La température n'est pas non plus indifférente pour cette opération ; elle ne doit jamais être faite par un temps froid et humide : il doit être sec, chaud, et, autant qu'il est possible, annoncer une suite de beaux jours. On sent le danger qui pourrait résulter de la suppression subite d'un égout par lequel l'humeur a pris son cours depuis long - temps, et cette suppression trop brusque serait l'effet certain du froid ou de l'humidité de l'atmosphère.

---

sans leur rien faire prendre que de l'eau ; et, après ce temps, leurs estomacs contiennent encore une quantité énorme d'alimens. J'ai laissé un mouton dans une chambre dont j'avais la clé dans ma poche, pour savoir combien de temps il vivrait sans manger ; il ne mourut qu'à la fin du huitième jour. Il serait bien à souhaiter que cette vérité fût plus connue.

J'ai vu, auprès de Saint-Benoît-du-Sault, périr deux vaches vingt-quatre heures après avoir été sétonnées, parce que, contre mon avis, on les avait bourrées d'alimens. Le bouvier niait le fait ; mais l'ouverture que j'en fis devant les C.^{ens} *Dubrac*, à qui l'une d'elles appartenait, mit en évidence le foin, l'herbe, la balle de blé, et sur-tout le son qu'on leur avait donnés. Je ne puis parler de la famille *Dubrac* sans rappeler que c'est à elle que je dus, en 1793, le bien que j'eus le bonheur d'opérer dans le district d'Argenton. Après des pertes considérables, elle eut la première le bon esprit de demander des secours ; la première, elle soumit ses animaux au traitement préservatif que j'indiquai, et c'est à l'impulsion que donna son exemple, que ce pays doit peut-être la conservation de ses bestiaux, menacés d'une dépopulation générale.

(1) Quelques auteurs ont prétendu que le charbon n'attaquait jamais les animaux qu'une fois, et ils ont conclu de cette supposition qu'on pouvait l'inoculer, et que cette méthode sauverait beaucoup d'animaux. J'en ai vu plusieurs attaqués deux fois de cette maladie, et je l'ai traitée jusqu'à trois fois dans un bœuf appartenant au C.^{en} *Maréchal*, près Saint-Benoît ; ce qui renverse ce système contre lequel s'élève d'ailleurs une foule d'autres considérations majeures.

Dès qu'on a placé les sétons on s'assure bien en passant la main sur toute la surface du corps, et en inspectant soigneusement toutes les parties, s'il n'existe point de tumeurs.

S'il en paraît, le traitement doit varier à raison de leur forme et de leur siége.

Sont-elles placées dans la bouche, sur la langue, on s'empare de cet organe avec la main gauche, on le tire hors de la bouche, on ampute avec le bistouri les bords et le fond de l'ulcère, ou des ulcères quand ils sont multipliés ; on les touche avec quelques brins d'étoupes imbibés d'acide vitriolique, et attachés au bout d'un petit bâton en forme de pinceau ; on seringue dans la bouche, trois ou quatre fois par jour, une décoction de feuilles de ronces.

On a soin, dans ces opérations, de tenir la tête le plus bas qu'il est possible, afin d'éviter que le sang et l'humeur des ulcères ne soient entraînés dans l'estomac.

Il est aisé de sentir que des alimens très-durs, tels que le foin et la paille, irriteraient continuellement ces ulcères, et occasionneraient à l'animal des douleurs très-aiguës, et même la fièvre. On doit donc le nourrir avec des alimens liquides, ou du moins ayant peu de consistance, tels que des espèces de bouillies, des augées avec la farine, le son, &c., encore doit-on seringuer de l'eau dans la bouche après le repas, pour détacher les particules de son qui pourraient s'être arrêtées dans les ulcères.

On est dans l'usage, dans les campagnes, de les ratisser avec une cuiller d'argent, et de les frotter avec un mélange de poivre, d'ail et d'autres plantes âcres hachées ; ce procédé est fort bon, et peut être conservé, mais la cautérisation avec l'acide vitriolique est préférable.

Si la tumeur ou les tumeurs occupent d'autres parties du corps, elles sont petites ou grosses, rondes ou aplaties.

Si elles sont petites et rondes, il ne faut point hésiter à en faire l'extirpation ; ce qui se pratique en fendant la peau en croix, en disséquant la tumeur et la cernant par-dessous ; ce qui est très-facile lorsqu'on a eu l'attention de la traverser avec une corde à l'aide de laquelle on la tire de la main gauche pendant que la droite la détache.

S'il arrivait que la tumeur intéressât des parties dont la section serait dangereuse, alors on s'abstiendrait d'en faire l'extraction ; on se bornerait à enlever tout ce qui peut l'être sans inconvénient, et on détruit ensuite, par le feu, ce qu'on n'a pu enlever avec l'instrument, ayant toujours soin de ménager son feu de manière à ne pas offenser la partie qui n'a pas permis l'extirpation (1).

On recouvre l'ulcère de plumasseaux chargés d'un onguent fait avec partie égale de basilicum et d'essence de térébenthine, et la moitié seulement de mouches cantharides et de sublimé corrosif en poudre.

Si la tumeur est très - volumineuse ou de forme aplatie, on ne doit point songer à en faire l'extirpation. On se contente alors de la taillader très-profondément, et sur plusieurs points de son étendue ; on la comprime

______

(1) Je ne connais point d'instrument plus commode pour cautériser les tumeurs, et détruire toutes les parties gangrenées qu'on ne peut pas toujours enlever avec l'instrument tranchant, que la cheville de fer dont on se sert dans les pays à bœufs pour les atteler, et à laquelle, par cette raison, on donne le nom d'*ateloire*. C'est un morceau de fer rond, de la grosseur du pouce, recourbé deux fois, à angle droit, comme la poignée d'une broche à rôtir ; ce qui donne une grande facilité pour l'engager dans des cavités très-enfoncées. La tige n'est guère que de six à sept pouces, ce qui est suffisant.

fortement pour procurer le dégorgement du sang noir, dissous, corrompu, dont elle est infiltrée. On la traverse par des sétons disposés de manière que l'écoulement soit facile ; on multiplie ces sétons si la tumeur est très-étendue, on les couvre de l'onguent dont je viens d'indiquer la composition : on en enduit aussi les plumasseaux dont on remplit les incisions ; aussi-tôt que la suppuration est établie, car il s'en établit une, et très-copieuse, quoi qu'en aient pu dire beaucoup d'écrivains, on panse les plaies avec l'essence de térébenthine, et même tout simplement avec de l'eau salée, qui m'a paru produire constamment les mêmes effets ; il est bon que cette eau soit tiédie, à moins qu'elle n'ait été exposée quelque temps au soleil.

Il est rare qu'après l'extirpation de la tumeur l'engorgement ne continue pas de s'étendre et de fuser sous la peau. Les maréchaux et guérisseurs de campagne prétendent arrêter la marche de l'engorgement et le resserrer dans des bornes étroites en le cernant avec une raie de feu, qui doit pénétrer jusqu'au dessous du tégument. Cette pratique, qu'on trouve conseillée dans des ouvrages estimés, m'a paru très-vicieuse. Elle ne remplit point son objet, l'humeur franchissant presque toujours ces limites dans lesquelles on prétend la renfermer, et elle occasionne de très-grandes déperditions de peau, qui comme tous les autres organes ne se régénérant point, laisse à découvert des plaies énormes pendant un temps très-considérable, et ne les recouvre à la fin qu'en présentant des cicatrices hideuses.

Les boutons de feu dont on sème l'intérieur du cercle produisent tout autant d'effet que la ligne circulaire, et ils n'offrent pas les mêmes inconvéniens.

J'ai toujours trouvé un excellent auxiliaire dans les

masticatoires. On pile ensemble de l'ail, du poivre, de l'assa-fœtida, du poivre-long, de la racine d'arum ou pied de veau, du poivre d'eau, des feuilles et des racines de grand raifort ou autres plantes irritantes (1). On en forme un nouet qu'on roule autour d'un bâton de quatre à cinq pouces de la grosseur du doigt, percé des deux côtés pour recevoir deux montans de ficelles qui en s'attachant au-dessus de la nuque, servent à le fixer dans la bouche de l'animal.

Ce masticatoire détermine une excrétion salivaire très-abondante, après laquelle il m'a toujours paru que l'animal était moins triste, moins abattu.

Je ne puis partager l'avis de ceux qui veulent que les animaux attaqués soient mis à une diète absolue, et qu'on remplace les alimens par des cordiaux. S'il y a quelques cas où cette diète soit nécessaire, ils sont très-rares, et, dans ce cas, l'animal l'observe de lui-même ; dans tous les autres il faut lui supprimer une partie de sa ration, et suppléer la quantité par la qualité ; des alimens bien choisis, bien appétissans, bien substanciels, aspergés d'un peu d'eau salée, de l'eau blanchie avec le son de froment pour boisson, voilà mes cordiaux, mes opiats, ma thériaque, mon mithridate, ceux-là soutiennent et augmentent même réellement les forces sans causer d'inflammation. J'ai vu souvent faire avaler une ou deux bouteilles de vin à des animaux affectés d'une fièvre ardente. En général, le vin est dans les campagnes la panacée universelle; s'il fait quelque bien, il fait encore plus de mal, et sur-tout dans les maladies des animaux de travail, qui sont presque toutes inflammatoires.

_____

(1) Il n'est pas nécessaire d'employer toutes ces plantes ; je n'en indique autant, que comme supplément les unes des autres.

Il n'entre pas dans mon plan d'indiquer tous les autres abus que j'ai découverts dans le traitement des maladies des bestiaux ; les recettes absurdes que j'ai vu employer contre le charbon, formeraient seules un volume : qui croirait, par exemple, que dans une étendue de pays assez considérable on regarde le charbon de bois pilé et donné dans du lait ou dans du vin (ce qui cependant ne devrait pas être la même chose) comme un excellent spécifique contre le charbon ; et le tout à cause de l'identité de nom ! Quand donc les hommes cesseront-ils de rejeter l'évidence pour courir après le merveilleux, et de croire d'autant plus facilement les choses qu'elles leur paraissent plus incroyables !

La dureté, la sécheresse, la rigidité de la peau qui la fait crépiter sous les doigts, son adhérence aux os indiquent le besoin de la ramollir. Je ne sais rien d'aussi propre à remplir cette indication que les bains de vapeurs. On place un chaudron ou baquet rempli d'eau bouillante sous le ventre du malade, on le couvre d'un drap qui retienne les vapeurs et les force à se déposer sur toute la surface du corps. On continue cette fumigation pendant une demi-heure en remuant de temps en temps le chaudron pour empêcher de se refroidir l'eau dont l'animal est couvert ; alors on le découvre et on le bouchonne jusqu'à ce qu'il soit bien sec. Il ne faut pas s'éloigner de l'animal pendant ce bain de vapeurs, et l'on doit veiller à ce qu'il ne vienne pas engager ses jambes dans l'eau bouillante, ce que j'ai vu arriver.

Des lavemens émolliens donnés deux fois par jour pendant tout le temps de la maladie, m'ont toujours paru produire de forts bons effets. Ils préviennent ces diarrhées colliquatives par lesquelles les maladies charbonneuses se terminent malheureusement trop souvent.

E

Comme on n'a pas toujours des seringues dans les campagnes, on peut se servir d'une vessie de cochon, ou ce qui est plus simple encore et plus commode, d'un tuyau de bois de quinze à dix-huit pouces de long bien arrondi par un bout et échancré par l'autre en bec de flûte, afin qu'il puisse recevoir la liqueur qu'on verse dans l'échancrure. Quoique l'eau simple tiède puisse être donnée en lavemens avec avantage, on en trouvera cependant bien plus encore à se servir d'une décoction émolliente quelconque, telle que de graine de lin, de feuilles de mauve, de violettes, de guimauve, de mercuriale, de seneçon, de la seconde écorce d'orme, &c.

Quelle que soit ma répugnance pour les drogues administrées intérieurement, que je regarde comme presque toujours nulles quand elles ne sont pas funestes, et surtout dans les ruminans, ce dont on se convaincra aisément si l'on prend la peine de refléchir sur la capacité de leurs estomacs (1), je ne désapprouve cependant pas, mais seulement pour le cheval et les autres animaux à un seul estomac, l'administration d'une potion faite avec une pinte d'infusion de sauge, ou de pouliot ou de sarriette, ou d'absinthe, ou de toute autre plante aromatique à laquelle on ajoute quatre gros de camphre dissous dans un peu d'eau-de-vie ou d'essence de térébenthine, six gros de quinquina en poudre et vingt-cinq à trente gouttes d'alkali volatil. Et cette potion même ne me paraît utile que dans un seul cas, celui où la nature accablée paraît faire

____

(1) Les ruminans en ont quatre, dont le premier seul contient, même après une diète de plusieurs jours, une quantité d'alimens égalant en poids le quart de l'animal, s'il n'est pas gras. Il en contient encore une assez grande quantité dans les animaux qu'on a laissé mourir de faim.

des efforts impuissans pour chasser au dehors l'humeur morbifique; ce qu'annoncent très-clairement et la lenteur avec laquelle se forment la tumeur ou les tumeurs, et sur-tout l'état de faiblesse du pouls.

D'après les caractères de contagion que nous avons reconnus dans les maladies de ce genre, il est aisé de sentir qu'il ne suffit pas de les guérir, qu'il faut encore anéantir toutes les traces de leur existence, en un mot désinfecter tous les lieux et les objets qui pourraient être chargés de quelques particules du virus contagieux.

De la désinfection des écuries, étables, ustensiles, &c.

On tombe, pour la désinfection des objets qui peuvent avoir reçu les miasmes contagieux, dans deux excès également funestes; les uns attribuant à la chaux une propriété caustique assez puissante pour détruire les virus les plus actifs, croient qu'une couche de lait de chaux et quelques fumigations suffisent pour anéantir toutes les particules virulentes, et se livrent, après cette opération, à la plus entière sécurité.

D'autres au contraire entraînés par une frayeur excessive croient que la contagion ne peut être éteinte que par la destruction entière de tout ce qui s'est trouvé dans l'atmosphère des animaux malades. Cette opinion a sans doute des suites moins funestes que la première, et il est certain qu'il vaut mieux prendre vingt précautions inutiles que d'en négliger une essentielle. Cependant comme ce procédé ajoute une nouvelle perte quelquefois très-considérable, à celle des animaux, il est bon de le renfermer dans ce qu'il offre réellement d'utile.

Je dirai aux premiers que la chaux et sur-tout en lait, n'a point cette propriété caustique qu'ils lui supposent assez active pour détruire les principes contagieux (1) ; qu'elle ne fait que les recouvrir , les masquer , et peut-être augmenter leur activité en les enchaînant pour quelque temps ; que la chaux , pour laquelle les animaux ont assez souvent du goût , est léchée par eux , bientôt détruite par conséquent , ce qui met à nu les particules virulentes qu'elle recouvrait , et les expose à passer d'autant plus vîte dans le corps des animaux , qu'ils sont plus avides de lécher les murs sur lesquels elles sont déposées (2).

Je leur dirai que leurs fumigations si vantées sont encore moins propres que la chaux à annuller les levains contagieux. Ce n'est pas qu'il faille les négliger , mais ce moyen ne doit être regardé que comme accessoire. De toutes les fumigations, la plus active, sans contredit, c'est celle dont *Guitton de Morveau* a donné le procédé : il consiste à faire dissoudre dans une terrine remplie d'eau une livre de sel de cuisine , et à verser dessus une demi-livre d'acide vitriolique , en ayant l'attention de se retirer promptement , et de ne rentrer que lorsque la vapeur est entièrement dissipée.

Je dirai aux partisans d'une destruction générale, que les parties virulentes ne pouvant s'attacher qu'aux surfaces , c'est elles seules qu'on doit attaquer , et qu'il suffit d'attaquer.

Or il est dans la nature deux grands agens capables ,

---

(1) *Paulet* rapporte qu'un morceau d'étoffe imprégné du virus pestilentiel , soumis à l'action des acides minéraux les plus forts , même umans , au point d'en être corrodé, insinué sous la peau d'un animal sain, lui communiqua la maladie.

(2) Voyez , sur les dangers de la chaux , comme moyen préservatif , une instruction sur la morve , rédigée par *Huzard* , et publiée par ordre du Comité de salut public.

l'un et l'autre séparément, de détruire ou d'entraîner ces particules, c'est l'eau et le feu, dont l'action est bien plus forte encore quand elle est combinée : on peut donc être assuré de purifier toutes les parties infectées en les inondant d'un torrent d'eau bouillante qui entraîne au moins tout ce qu'elle ne détruit pas, sur-tout si à mesure qu'on la verse on a le soin de ratisser avec des brosses ou un balai tous les objets qu'on inonde.

Si l'on ne veut pas se contenter de ces ablutions que je crois suffisantes lorsqu'elles sont bien faites, on peut décrépir les murs de face jusqu'à la hauteur de six pieds, et les recrépir de nouveau ; on peut également racler et même varloper les mangeoires et les rateliers.

Si le sol est en terre, il est prudent d'en enlever trois à quatre pouces qu'on remplace par de nouvelle terre : celle qu'on aura retirée doit être enfouie dans une fosse, et recouverte de huit à dix pouces de terre.

Si l'écurie est pavée, il suffira de laver le pavé avec des torrens d'eau bouillante, et de bien ratisser les interstices.

Quant aux ustensiles, tout ce qui sera en fer sera passé au feu, tout ce qui sera en bois sera varlopé ; le cuir sera raclé, passé à l'eau seconde et à l'huile grasse ; la toile sera lessivée.

On promènera des brandons de paille allumés sur tous les objets dont ils pourront être approchés sans risques ; on ne détruira enfin que ce qui ne vaudrait pas la peine d'être conservé.

On laissera les écuries ouvertes jour et nuit pendant quelque temps ; on ouvrira même des trous dans les murs, pour établir des courans d'air, s'il n'y avait pas de fenêtres correspondantes ; enfin on n'y remettra des animaux, que lorsqu'elles seront parfaitement sèches.

PRÉCIS ANALYTIQUE

de ces recherches.

I.

TOUTES les maladies du genre de celles auxquelles on a donné le nom de *charbonneuses*, ne sont autre chose qu'une véritable fièvre putride gangreneuse, éminemment contagieuse, passant avec une extrême facilité d'une espèce à une autre, dont les désordres reconnus à l'ouverture des cadavres, annoncent la perversion, la décomposition du sang et des humeurs, et dont les effets sont plus ou moins graves, plus ou moins foudroyans, à raison des dispositions qu'elle trouve dans les individus qu'elle affecte, et de l'intensité des causes qui l'ont produite.

I I.

CES causes se réduisent presque toutes à l'altération des nourritures par l'effet des longues pluies, des inondations, et des sécheresses et chaleurs excessives qui leur succèdent trop souvent. Toutes les erreurs de régime auxquelles on les attribue, peuvent bien augmenter la disposition qu'ont les animaux à contracter cette maladie; mais elles sont certainement insuffisantes pour la produire. Cette proposition explique très - bien pourquoi les maladies charbonneuses règnent tous les ans dans quelques cantons, puisqu'il n'est point d'années qu'il n'arrive quelques inondations locales.

I I I.

TOUS les efforts de la nature dans cette maladie, tendent à déposer sur une partie quelconque de la surface du corps, mais de préférence sur les parties précordiales, l'humeur morbifique qui circule dans la masse. C'est donc aussi de ce côté que doivent se diriger tous les efforts de l'art.

I V.

To us les remèdes cordiaux tant vantés comme propres à seconder les efforts de la nature , sont constamment funestes , quand on les emploie à grandes doses , et d'un effet nul ou insuffisant, à petites doses , dans les ruminans sur - tout , à raison de la capacité de leurs estomacs , et de la masse d'alimens qu'ils contiennent toujours.

V.

Ce n'est donc que par les applications extérieures qu'on peut espérer d'obtenir ces dépôts si conformes au vœu de la nature ; et parmi ces applications , le séton armé d'un caustique, doit obtenir la préférence , parce qu'il remplit parfaitement le double objet d'attirer au dehors l'humeur morbifique, et d'en opérer l'évacuation.

V I.

L'effet des sétons est merveilleusement secondé par les incisions , les scarifications profondes des tumeurs, leur extirpation dans certains cas , leur cautérisation dans d'autres , la destruction des parties gangrenées , ou par le fer, ou par le feu , ou par l'application des substances caustiques.

V I I.

En joignant à ces moyens le secours des lavemens émolliens , des masticatoires , des fumigations d'eau chaude sous le ventre, des frictions long-temps continuées avec le bouchon de paille , des bains , des lotions , des alimens de bonne qualité donnés avec modération , des précautions les plus sévères, pour écarter des animaux sains tout ce qui a été exposé au contact des animaux malades, et pour détruire et annuller les levains contagieux sur tous les corps qui ont pu être exposés à les recevoir, on aura certainement les vrais, les seuls moyens de prévenir les maladies charbonneuses, et généralement même toutes les maladies épizootiques; d'en étouffer le germe lorsqu'il existe; d'en réparer les effets, lorsqu'on l'a laissé se développer; d'en prévenir enfin pour jamais le retour.

F I N.

9 782329 391885